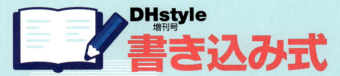

DHstyle 増刊号

書き込み式

歯科衛生士のための
X線読影
のきほん

【編著】
村上 充
村上惠子

【著】
松島良次
鷹岡竜一
廣瀬理子
塚本佳子
池田育代

JN245627

ヒューフレディ診査シリーズ
Hu-Friedy's Diagnostic Instruments

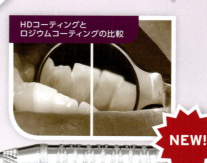
HDコーティングとロジウムコーティングの比較

DOUBLE SIDED HD MIRROR

ロジウムコーティングのミラーより明るさが38.5％向上*、他の表面ミラーより明るさが50％向上*、頬粘膜を排除しつつ最後臼歯の遠心面をそのまま見れる！　*社内資料

NEW!

ミラートップ HD 両面　※ハンドルは別売です。

4（1入・φ22mm）	MIR4DSHD	1,500円
4（6入・φ22mm）	MIR4DSHD6	8,100円
5（1入・φ24mm）	MIR5DSHD	1,500円
5（6入・φ24mm）	MIR5DSHD6	8,100円

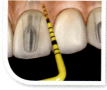

COLORVUE® GOLDSTEIN PROBE

3mm部分まで0.5mm刻みで、識別が容易なカラー目盛りがついたデザイン。通常の診査がより容易に…マージン位置設定におけるポケット深度の測定などにも適用

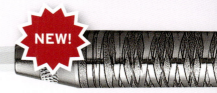

NEW!

カラービュープローブ ゴールドスタイン

キット（チップ7入・ハンドル×1本）	PPSGKIT6	8,500円
交換用チップ（12入）	PPSG12PT	12,600円

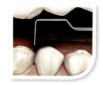

COLORVUE® UNC

先端部は柔軟性がありラウンド型なので、歯肉にやさしい操作が可能、インプラント周囲粘膜の診査・評価に適用

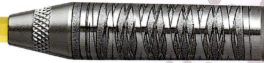

カラービュープローブ UNC

キット（チップ7入・ハンドル×1本）	PCVNCKIT6	8,500円
交換用チップ（12入）	PCVUNC12PT	2,600円

NOVATECH™

臼歯部への操作性がよい90度のデザイン

UNC12 ノバテック
#6（サテンスチール）　PCPNT126　4,400円

【製造販売元・製品に関するお問い合わせ先】
ヒューフレディ・ジャパン合同会社　Hu-Friedy.co.jp
〒101-0021 東京都千代田区外神田6-13-10 プロステック秋葉原6F
Tel 03-4550-0660　【受付時間】9:00～17:00（土・日・祝祭日を除く）
【製造元】Hu-Friedy Mfg. Co., LLC

●販売名：ミラー（一般的名称：歯鏡）医療機器届出番号：13B3X10195G22101
●販売名：カラービュープローブ（一般的名称：歯周ポケットプローブ）医療機器届出番号：13B3X10195G07103
●販売名：ノバテックプローブ（一般的名称：歯周ポケットプローブ）医療機器届出番号：13B3X10195G07104
●医療機器の分類：一般医療機器（クラスI）掲載商品の標準価格には消費税等は含まれておりません。
●仕様および外観は、製品改良のため予告なく変更することがありますので、予めご了承ください。
【商標について】以下はヒューフレディ社の米国特許商標局に登録された商標です：Hu-Friedy, Colorvue, Novatech
©2017 Hu-Friedy Japan LLC. All rights reserved. HF-245J/1017

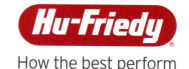
How the best perform

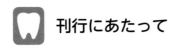# 刊行にあたって

　日常臨床で欠かせない資料の一つであるX線写真は、視診ではわからないあらゆる情報を提供してくれます。しかし、その情報をどこまでキャッチできるかは、読影する医療従事者の力量によって異なります。

　そこで、最低限身につけておきたいデンタルX線・パノラマX線の読影における"きほん"をまとめ、自ら学習できる本書を企画しました。

　村上 充先生と村上惠子さんには本書の編集委員を務めていただき、全体構成とコーディネートをお願いしました。お二人のご尽力のおかげで、松島良次先生や鷹岡竜一先生、廣瀬理子先生、歯科衛生士の塚本佳子さん、池田育代さんに執筆に加わっていただくことが叶い、充実した1冊となりました。

　「Introduction」では、X線読影の意義と必要性を改めて考えます。
　1章「X線読影のきほん」では、デンタルX線とパノラマX線の特徴を整理しています。
　2章と3章では、ベーシックなう蝕と歯周病のX線読影をまとめています。
　4章では、昨今のトピックの一つであるセメント質剥離や、過剰歯、インプラントなどを取り上げています。
　最後の5章では、経過を追った症例の供覧と、近年普及しつつある歯科用CTとX線を比較し、その一長一短を端的に示しています。

　本書はX線の読影が苦手な若手歯科衛生士が一人で学べることを想定し、できるだけ平易な内容となるように努めました。しかしながら、知識が曖昧で整理できていない中堅歯科衛生士、新人教育を担当するチーフや院長など、あらゆる目的によって活用の幅は広がると思います。
　本書が一人でも多くの"読める"歯科衛生士の育成に寄与できれば、望外の喜びです。

2019年7月
DHstyle 編集部

CONTENTS

Introduction

なぜ歯科衛生士業務にX線読影が必要か　　　　　　　　　　村上惠子　10

1章　X線読影のきほん

1　デンタルX線写真のきほん　　　　　　　　　　　鷹岡竜一　20

2　パノラマX線写真のきほん　　　　　　　　　　　松島良次　34

2章　う蝕におけるX線読影のきほん　書き込み

1　う蝕　　　　　　　　　　　　　　村上 充・村上惠子　48

2　二次う蝕　　　　　　　　　　　　村上 充・村上惠子　52

3　根面う蝕　　　　　　　　　　　　村上 充・村上惠子　56

4　根尖病巣　　　　　　　　　　　　村上 充・村上惠子　62

3章　歯周病におけるX線読影のきほん　書き込み

1　軽度歯周炎　　　　　　　　　　　池田育代・廣瀬理子　68

2　中等度歯周炎　　　　　　　　　　池田育代・廣瀬理子　72

3　重度歯周炎　水平性骨欠損と垂直性骨欠損　塚本佳子・松島良次　76

4　根分岐部病変　　　　　　　　　　塚本佳子・松島良次　82

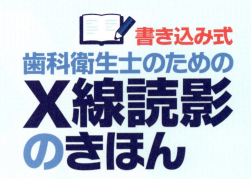

 4章 その他のX線読影

1	過剰歯	塚本佳子・松島良次	90
2	歯根膜炎	塚本佳子・松島良次	94
3	セメント質剝離	塚本佳子・松島良次	98
4	歯根破折	塚本佳子・松島良次	102
5	インプラント	塚本佳子・松島良次	106
6	咬合異常・ブラキシズム	村上 充・村上惠子	110
7	パーフォレーション・器具破折	塚本佳子・松島良次	114

 5章 症例

1	初診時からSPTに至るまでのX線写真の活用	塚本佳子・松島良次	118
2	X線写真と歯科用CT画像の比較	池田育代	132

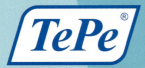
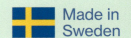

TePe GOOD™ 新発売

TePe GOOD™ (グッド) 歯ブラシ
− これまでのテペ歯ブラシのクオリティ・
デザイン・使用感はそのままに、
環境に配慮した新しい歯ブラシです。

再生可能なバイオベース材料を使用しCO_2
の排出を95％リサイクルさせることが可能です。

毎日使う歯ブラシから、環境貢献しませんか。

2箱ご購入医院様に、待合室等でGOOD™
歯ブラシを紹介するポスターや動画データ
入りUSBメモリースティックがもらえる
発売記念キャンペーン実施中！

キャンペーンの詳細はこちらのQRコードをご覧ください。

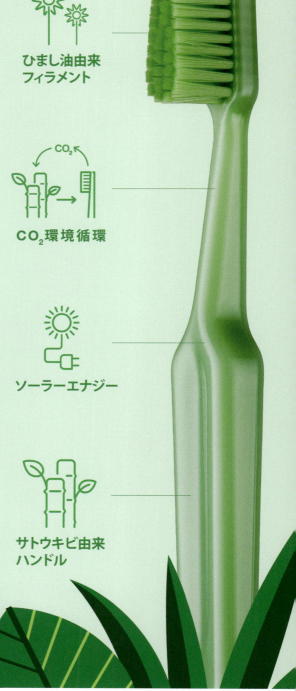

- ひまし油由来フィラメント
- CO_2環境循環
- ソーラーエナジー
- サトウキビ由来ハンドル

販売元：クロスフィールド株式会社
〒130-8516 東京都墨田区江東橋1-3-6 TEL 03-5625-3306 FAX 03-3635-1060
URL：http://www.crossf.com　E-mail：cf@yoshida-net.co.jp
輸入元：株式会社吉田製作所

スウェーデン歯科衛生士会は
テペ製品を推奨しています

Introduction

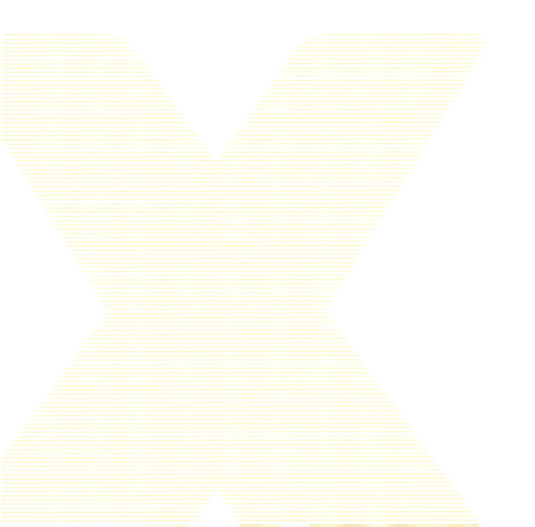

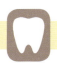

なぜ歯科衛生士業務にX線読影が必要か

村上惠子
東京都・村上歯科医院　歯科衛生士

わが国では、歯科衛生士がX線写真の撮影や画像診断をすることは、法的に認められていません。しかし、X線写真は、たとえば隣接部のう蝕や歯槽骨の病的吸収、歯肉縁下における根の解剖学的な形態の特徴、修復物の適合状態の確認など、肉眼で直視することが難しい多くの情報を提供してくれます。

また、治療前後の画像を比較することでその効果を評価したり、新たな問題が生じていないかなどを確認することもできます。

予防や治療において歯科衛生士がかかわる業務はより幅広く、深くなってきています。歯科衛生士がX線写真の読影力を上げ、そこから多くの情報を読み取り、セルフケアのアドバイスや歯肉縁下のインスツルメンテーションをより確実に行うことができるようになれば、臨床が楽しくなり、患者さんに信頼される歯科衛生士として活躍できるのではないでしょうか。

歯科衛生士が確認したいX線写真から得られる情報

図1は、1枚のデンタルX線写真です。
あなたがこの患者さんを担当する歯科衛生士であった場合、この写真から診療に活かせる情報を、いくつ読み取ることができるでしょうか？

ここでは、読み取りたい情報をおおまかに4つ、リストアップしてみました。

1. 歯（歯冠と歯根）：う蝕はある？　歯根の状態は？
2. 歯槽骨：骨欠損はある？
3. 歯石：沈着はみられる？
4. その他：「力（ちから）」の影響はみられる？

これらの項目に合わせて、もう少し詳しく解説するとともに、歯科衛生士としてX線写真をどう活用するのか、その方法も併せてご紹介します。

歯冠と歯根から読み取りたい情報

1．歯冠の病的変化を見つけてみよう！

う蝕は歯質の実質欠損ですから、X線写真では進行の度合いによって透過像として現れます。とくに口腔内で直視できない隣接面う蝕の確認や進行の度合いは、X線像による確認が必要となります。

DHポイント　隣接面う蝕の初期であるC0やC₁（P48、表1参照）は、経過観察の場合もあります。歯科衛生士としてう蝕を進

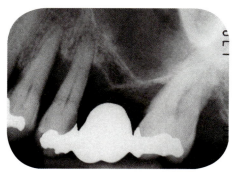

図❶　歯科衛生士が読み取りたい情報は？

INTRODUCTION

行させないためには、歯間部コンタクトの清掃にデンタルフロスなどを指導し、セルフケアでのプラークコントロール強化に努めます。

2．歯根の解剖学的な形態を観察してみよう！

●単根で気をつけたいポイント

歯根形態を確認した際、根面溝があるかどうかを観察しておきましょう。4|4によく出現する近心溝があると、溝の凹みに細菌性プラークが停滞し、歯周ポケットが形成されるリスクが高くなります。

☞ **DH ポイント**　歯根の凹みを効率よくプラークコントロールするためには、歯周ポケットの深さが浅い場合は歯間ブラシ、深い場合はワンタフトブラシなど、セルフケア用具の選択を考えます。

プロフェッショナルケアで、実際に行う歯肉縁下のインスツルメンテーションにおいては、凹みの深さや幅に適応したカッティングエッジのサイズの超音波スケーラーやハンドスケーラーを選びます。

●複根で気をつけたいポイント

複根の場合は、根分岐部に病変があるか、その進行度合いはどの程度なのか、X線写真や歯周プローブ、ファーケーションプローブなども併用して、その度合いを確認します（図2、3）。

1）根分岐部病変の分類と指導のポイント

- **根分岐部病変1度**：頬舌側に水平的に1/3以下の骨欠損がある状態

☞ **DH ポイント**　根分岐部病変は浅く、通常の歯ブラシを用いて当て方の工夫をアドバイスします。また、付着歯肉が少ない場合は、オーバーブラッシングにならないように注意を促します。

- **根分岐部病変2度**：頬舌側に水平的に1/3以上の骨欠損があるが、貫通はない状態

☞ **DH ポイント**　根分岐部病変部はピンポイ

ントにプラークコントロールが必要で、ワンタフトブラシなどの選択を考えます。貫通していないだけに、歯間ブラシの使用時には歯肉を傷つけないよう、注意を促します。

- **根分岐部病変3度**：頬舌側に貫通する骨欠損の状態

☞ **DH ポイント**　トンネル状骨欠損のため、歯間ブラシのサイズ合わせをしっかり行い、使用法を指導します。将来、根面う蝕になるリスクが高いので、フッ化物応用を勧めます。

一方、プロフェッショナルケアの際も、根分岐部のトンネルにスーパーフロス（スポンジ状のデンタルフロス）などを使って高濃度フッ化物を塗布し、う蝕の進行を積極的に予防します。

2）複根のルートトランクは長い？　短い？

根分岐部の状況を探査する際に、X線写真で観察しておきたいもう一つの大切な情報が、ルートトランクの長さです（図4）。

☞ **DH ポイント**　ルートトランクが長い場合、歯根の分岐点は根尖側方向にあります。そのため、根分岐部病変が現れるのは、骨欠損がかなり進行してからです。一方、ルートトランクが短めの場合、健康な辺縁歯肉直下でもプローブで根分岐部に触れることがあります。

このような情報は、歯科衛生士のインスツルメンテーションに活かすのはもちろんのこと、同時に患者さん自身にも伝えて状況を理解してもらったうえで、セルフケア時に気をつけるポイントとして伝えます。

歯槽骨から読み取りたい情報

1．歯槽骨の欠損タイプを見てみよう（図5）！

まず確認しておきたいのが歯槽骨の病的な形態の変化で、とくに水平的な透過像がみられるのか、それとも垂直的な透過像がみられるのか

根分岐部病変の進行評価（a〜c）とX線写真（d〜f）を線で結んでみよう

根分岐部病変1度　　　根分岐部病変2度　　　根分岐部病変3度

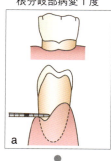
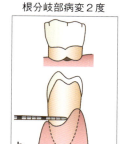

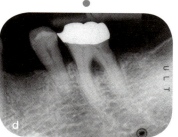
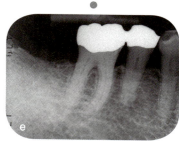
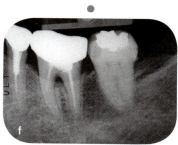

図❷　根分岐部病変の進行評価（Lindhe & Nyman）とX線写真を線で結んでみよう（答えは下部参照）

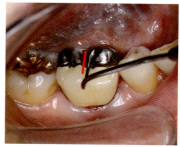
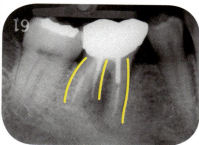
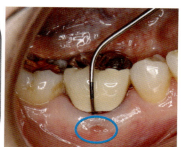

図❸　X線写真単独では、根分岐部病変1度と判断してしまいそうだが、X線写真とファーケーションプローブの併用で確認すると、ファーケーションプローブの挿入の深さが水平的に1/3以上（赤線）で骨欠損があったため、根分岐部病変2度と判断した。ただし、6̄はガッタパーチャポイントが3本あるので3根あることを確認できるが（黄線）、ファーケーションプローブが歯根に当たって止まった可能性もある。サイナストラクト痕（青丸）も見られる

は、歯肉縁下のアプローチをする前に確認しておきたい重要な情報です。

DHポイント　単純な水平性骨欠損は、歯周ポケットの深さが4〜5mmであれば、超音波スケーラーとハンドスケーラーで効率よくアプローチできます。一方、垂直性骨欠損は、歯周ポケットの底部をX線写真で確認し、プローブやエキスプローラーで探りながら慎重

【図❷の答え：a−e、b−f、c−d】

INTRODUCTION

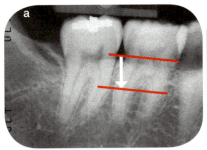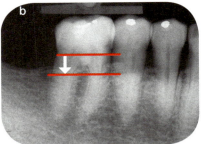

図❹ ルートトランクの比較。a：長いトランク。CEJから根分岐部病変までの距離が長い。一度、根分岐部が露出すると、根尖までの距離が短い。b：短いトランク。CEJからの距離が短い。プローブなどで辺縁歯肉を探ると、直下で根分岐部病変に触れることができるタイプ

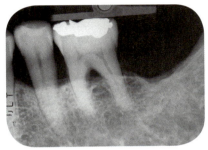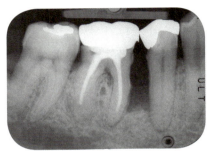

a：水平性骨欠損。なだらかな水平性骨欠損であるが、根分岐部病変3度が存在する

b：垂直性骨欠損。咬合のバランスが悪い、食片圧入（フードインパクション）が起きやすい部位。極端な垂直性骨欠損だが、根分岐部病変はない

図❺a、b 水平性骨欠損と垂直性骨欠損の違い

に施術する必要があります。また、超音波スケーラーやハンドインスツルメントも骨欠損形態に合ったものを使うことが大切です。シャンクの角度や長さ、カッティングエッジの大きさなど、何種類かを併用することが必要となる場合もあります。

2．歯冠と歯根の長さの比率を確認しよう！（図6）

X線写真では、歯冠から通常肉眼で確認できない歯根まで、歯の全体像を見ることができます。臨床的な歯冠と歯根長の比率の定義は、「歯槽骨外に存在する長さに対する歯槽骨内に埋植している長さの比率」とされています。

- 理想は、歯冠の割合が1で歯槽骨に埋まっている歯根の割合が2の1：2（**図6e**）
- 将来を考慮すると許容できる比率は、半分ずつの1：1（**図6d**）
- 動揺度が増加する可能性があり、補綴の支台歯として予後に不安があるのが、2：1（**図6f**）[1]

DHポイント 歯冠：歯根比が悪い（2：1）場合、X線写真に歯根膜腔の拡大や動揺の悪化などが生じていないかを確認するとともに、咬合力の負担をこのまま継続させてよいかな

Introduction 13

歯冠と歯根の比率（a〜c）とX線写真（d〜f）を線で結んでみよう

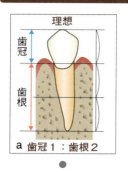
a 歯冠1：歯根2 理想

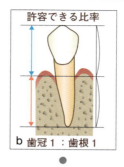
b 歯冠1：歯根1 許容できる比率

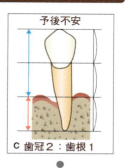
c 歯冠2：歯根1 予後不安

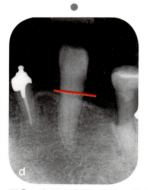
d

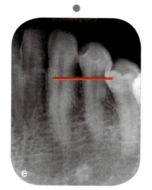
e

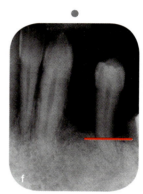
f

図❻　歯冠と歯根の長さの比率をよく観察し、線で結んでみよう（a〜c：参考文献[1]より引用改変。答えは下部参照）

どについて歯科医師と打ち合わせて、指示を受けましょう。そのまま経過観察する場合は、メインテナンス時に状態が悪化していないか、注意しながら経過を追います。

歯石から読み取りたい情報

1．歯石の沈着位置を見てみよう！（図7）

一般的に、歯石は歯肉縁上・縁下に沈着していたとしても、歯槽骨頂付近に付いていることが多く、X線写真で確認できます。ただし、垂直性骨欠損などの場合は骨縁下に沈着することもあります。

DHポイント　歯肉縁上の歯石は下顎舌側によく見られ、肉眼でも確認できます。この場合、歯石はエナメル質上に沈着しており、超音波スケーラーの先端をうまく使って比較的簡単に除去が可能です。歯肉縁下の歯石はX線写真で位置や形態をよく確認して、超音波スケーラーとハンドスケーラーを選択します。とくに骨縁下ポケット内に沈着する歯石の場合は、カッティングエッジが短い操作性のよいマイクロスケーラーのシリーズを併用することも多く、傾斜のある歯根面では適合しやすいシャンク形態を考慮します。

2．歯石の形態タイプを確認しよう！（図8）

X線写真で最も見落としやすいのが、歯根面に板状やざらざらとした砂状に沈着した歯石です（図8d、e）。それに対して、棘や岩のよ

【図❻の答え：a－e、b－d、c－f】

INTRODUCTION

Q この部位には、スケーリングとルートプレーニングのどちらを行いますか？

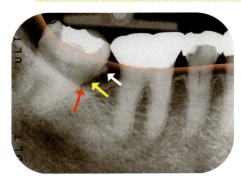

歯石の沈着位置は、歯根でなはく歯冠部である。
⇨ X線写真から読めること：8̄が近心に傾斜をしているため、5mmの歯周ポケットが存在するが、歯槽骨頂がCEJの位置と離れていないことから、歯槽骨が吸収していないと判断できる。歯肉縁下にプローブで歯石を探知できるが、X線写真でエナメル質に沈着していることを確認できる。エナメル質に付いている歯石は、強固に沈着していないことが想像できることから、この場合、スケーラーの挿入角度さえ気をつければ、単純なスケーリングで歯石を除去できる

A：スケーリング

図❼　歯石の沈着位置や形態を確認し、どこに何を使ってSRPを行うかを考える（ピンクのラインは歯肉の位置、白矢印は歯石、黄矢印はCEJ、赤矢印は歯槽骨頂の位置を表す）

X線写真の歯石（a～c）と実際の歯石タイプ（d～f）を線で結んでみよう

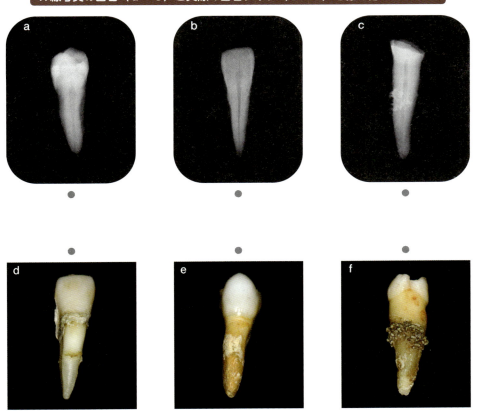

図❽　X線写真に写る歯石タイプはどれかをよく観察し、線で結んでみよう（答えは下部参照）

【図❽の答え：a－e、b－d、c－f】

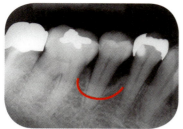
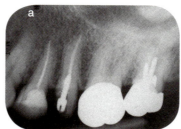

図❾ ブラキシズム（グライディング）の力によるすり鉢のようなクレーター状の骨吸収が 4| にみられ（赤線）、動揺もある

図❿ a：最後臼歯で、長く太いポストが入っていた |7 近心に、歯根膜腔の拡大がみられる。b：5年後、クラウンの脱離で来院。X線写真で歯根破折が認められた

うに厚みがあるタイプの歯石は、X線写真上で位置や形態を容易に確認できます（図8 f）。

 DHポイント　歯石はプラークが石灰化することにより、歯肉縁上・縁下に沈着します。どちらの歯石もX線写真上で確認できますが、歯肉縁上歯石は直視できます。一方、歯肉縁下歯石は直視で確認できません。X線写真でも、隣接面の厚みのある歯石は不透過像として写りやすいですが、頬・舌側に沈着した歯石は確認できない場合があります。そのため、プローブやエキスプローラーでの触診による探知が必須です。

「力」で読み取りたい情報

歯にかかる力は、直接見ることはできません。しかし、歯の咬耗や動揺、X線写真などを注意深く観察すると、その影響がいろいろなかたちで現れます。歯周病を進行させるリスク因子としての過度な力、つまり咬合性外傷やブラキシズムなどが関与しているかどうかを判断する情報源の一つとして、X線写真を活用します（図9、10）。

DHポイント　歯根や歯槽硬線、歯根膜腔が一定間隔で揃って写っているのが望ましいですが、歯根に沿って透過像がみられる、歯槽硬線が消失しているなどの場合は、歯根膜腔の拡大の可能性があるので、咬合にかかる負担などを診断してもらいます。また、ブラキシズムの結果、歯根周囲に骨吸収が起きた場合は、円を描いたようなクレーター状の透過像がX線写真に認められることもあります。メインテナンスなどで経過を追う担当歯科衛生士として、動揺の悪化や「歯がしみる」といった自覚症状がないかなどを確認すると同時に、歯科医師による咬合の診査も定期的に受けてもらうようにします。

【参考文献】
1）牛島 隆，森本達也，熊谷真一，市川哲雄：知っておきたい「力」のこと 気づく・伝える・守る．デンタルハイジーン 別冊，2010．

INTRODUCTION

X線写真を患者さんの動機づけに活かす

● **X線写真を活用する！**

　ここまで、X線写真から得られる情報を歯科衛生士業務を行う際の重要な判断材料として、どのように活用するのかを紹介しました。ここからは、X線写真を患者さんの動機づけのツールとしておおいに役立てる方法を紹介します。

 見せるX線写真

　一人ひとりの患者さんは年齢も違えば、家族構成や教育レベルなども異なります。そのなかで、ほぼ全員に共通しているのは、よく理解できていないのにただ歯の磨き方を指導されても、患者さんに「磨こう！」という気持ちは芽生えないということでしょう。人は「何のために、なぜ磨かなければならないのか」を理解して、初めて行動変容を起こします。

　そこで、なかなか目で確かめることができない隣接面う蝕や歯肉縁下の歯槽骨の状態などについて、患者さん自身のX線写真を「動機づけのツール」として使用し、具体的に「君」「あなた」の状態を説明します。自分では見えないところの説明なので、患者さんは関心をもって耳を傾けてくれます（図11）。このように活用すると、X線写真は歯科衛生士にとって強力な味方となります。

 見せないX線写真

　どの患者さんを担当するときも、必ずX線写真を提示して、いつでも確認できるように、あるいは説明のツールとして使えるように心がけています。しかし、一つだけ個人的に気をつけていることがあります。それは、患者さんを傷つけたり、悲しませないようにすることです。

　たとえば、多数の抜歯を実施した後は、まだ抜歯する前の歯が写っているX線写真を目につくところに置きません。なぜなら、患者さんに歯を失ったときの悲しい気持ちを思い出させてしまう可能性があるからです。患者さんとの信頼関係を築くには、このような気配りも大切だと思います。

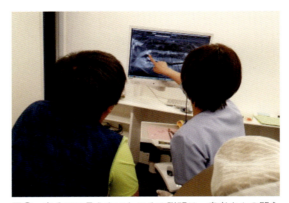

図⓫　自分では見えないところの説明は、患者さんの関心は高い。その説明用ツールとして、X線写真はとても有効

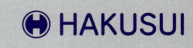

多目的超音波治療器
スプラソンP-MAX2

We are the original!

01 安全
Pモード、Eモード、Sモードの切替式なので、誤って急に強いパワーになりにくく安全です。

02 発展
ベーシックシステム、タンクシステム、ステリシステムと豊富なオプションが揃っています。

03 簡便
使い勝手を優先したデザイン、レイアウトです。

04 独創
スケーラーから多目的治療器へ。サテレックがスケーラの常識を変えてきました。

05 安定
ニュートロンテクノロジーにより微弱パワーで負荷がかかっても安定した発振が保たれます。

超音波スケーラーに必要な要素をすべて兼ね備えた器械・・・
それが **スプラソン P-MAX2** です

あらゆる状況で安定したパワーを発揮	明瞭な視野を確保	大容量タンクを2ヶ所搭載可能	さまざまな症例に対応
ニュートロンテクノロジー	LED付スリムハンドピース	タンクシステム注ぎ足し可能	豊富なチップラインアップ

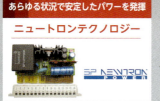 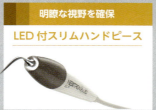 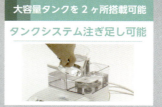 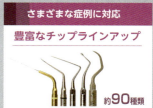

約90種類

医療機器認証番号 224ALBZX00039000
管理医療機器 特定保守管理医療機器

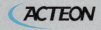

白水貿易株式会社

〒064-0824 札幌市中央区北4条西20丁目2番1号 Nord 420BLD1F ☎(011)616-5814
〒101-0052 東京都千代田区神田小川町1-11 千代田小川町クロスタ12F ☎(03)5217-4618
〒464-0075 名古屋市千種区内山3-10-17 今池セントラルビル2F ☎(052)733-1877
〒532-0033 大阪市淀川区新高1丁目1番15号 ☎(06)6396-4400
〒812-0013 福岡市博多区博多駅東2-18-30八重洲博多ビル5F ☎(092)432-4618
http://www.hakusui-trading.co.jp/

1章

X線読影のきほん

1章　X線読影のきほん

1 デンタルX線写真のきほん

鷹岡竜一
東京都・鷹岡歯科医院　歯科医師

私たちが診ている病気を知っていますか？

　歯科疾患は慢性疾患といわれて久しいですが、「慢性」という古風な言葉は若い歯科医療従事者にはあまり浸透していないようです。しかし、私たちは無意識のうちに歯科疾患の特徴を理解しているようです。理想的と思われる治療をしても、術者の術後への不安は尽きません。
　いまや、歯科治療が終了したら定期健診へ移行するのは常識となっています。治療方針の正否や技術の検証といえば聞こえはよいのですが、どちらかといえば、再発への不安といったマイナス面へのサポートが目的になっているようにも思えます。それは、とりもなおさず私たちが歯科疾患を長期に永続的で完全治癒がなく、徐々に悪化していく可能性があると認識していることを物語っているように感じられます。さらに、原因が複雑であること、患者さん個々の体質や性格、価値観によって治療効果が異なることを考え合わせると、病態の「未来」は容易

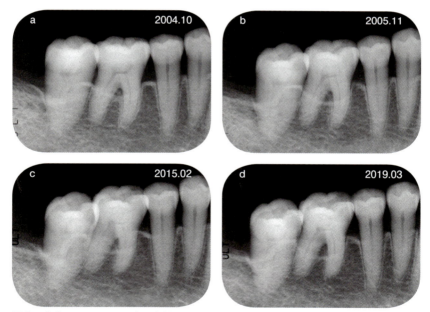

図❶　患者さんは66〜81歳、女性、非喫煙者
a：初診時、6̄に根分岐部病変が認められる
b：治療終了時。根分岐部病変を抱えたままリコールへ
c：治療終了から9年3ヵ月後。定期的なメインテナンスで進行を抑制
d：治療終了から13年4ヵ月後。根分岐部病変の変化を見逃さないよう注意。歯槽硬線、歯槽骨梁も明瞭で安定傾向

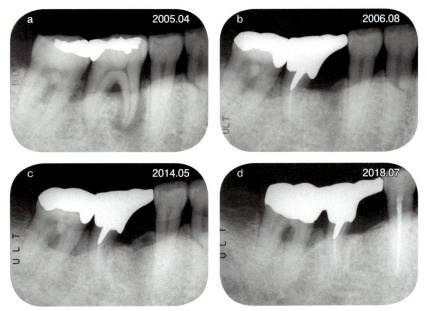

図❷ 患者さんは63～76歳、男性、非喫煙者
a：7︎には根分岐部病変、6︎は近心根の歯根破折、強いブラキサー
b：歯根破折の既往から5︎を含んだブリッジを考えたが天然歯であるため介入せず、7︎を取り込んで、6︎の近心部は前方に延長
c：治療終了から7年9ヵ月後。強い力にもかかわらず、ブリッジは安定。7︎の根分岐部病変の進行は遅く、6︎の遠心根も破折していない。5︎に楔状欠損のX線像
d：治療終了から11年11ヵ月後。ブリッジが脱離し、7︎をクラウンにしてブリッジを再製。7︎は根分岐部病変を抱えたまま経過。侵襲を控えめにして個体の本質を探りたい

には摑めません。

つまり、私たちは原因を除去すれば治る急性疾患とは異なる治癒像をイメージしなければならず、欠損歯列や歯周病が長期に不可逆的に継続した経過を辿るという性質をもっている以上、経過対応まで含めた長期的な治癒像をイメージすべきです。長期的な治癒像とは、治すというより悪化させない、もしくは悪化の速度を遅らせるという視点であり、私たちには経時的な個体の変化を敏感に捉える必要が生じることになります。すなわち、臨床記録を時間軸に沿って蓄積していき、生体の変化を見逃さない眼を養うことが必要になってきます（図1）。

端的にいうと、歯科疾患は「人によって治療の反応が違う」、「治らないが進行は極めて遅い」、「病気を抱えながら経過観察する」といった特徴を有する疾病です。このようなフレーズを、あなたは理解できますか？

 未来は見えていますか？

術者にとって、病態の未来が摑みにくいという事実は、より安全を見込んだ処置を選択する方向へと流れていきがちです。たとえば、2歯の支台歯では不安が残るブリッジであれば、支台歯を3歯に増やすといった具合です。しかし、患者さんのもつ個体の特徴や個人差によって治療効果が影響を受けるとすれば、私たちは治療範囲を安易に広げるのではなく、本当に必要な処置であるか否かを検討する必要があります（図2）。

多くの患者さんは、なるべく歯は抜かないほうがよい、削らないほうがよいことを知っています。一方で、私たちがより安全性を見込めば見込むほど侵襲は大きくなり、個体の特徴を覆い隠してしまう可能性があります。切削や抜髄など、後戻りできない介入を考える場合、できるかぎり侵襲の度合いを控えめにして、時間経過のなかで個体の反応をみて、個体差・個人差を理解するというスタンスのほうが、患者さんにとって納得できる説明になるはずです。

さらにいえば、治療は必ず起こることに対して行われるべきであり、起こるかもしれないことに対しては控えめな侵襲を考えるべきです。しかしその前提として、術者側には侵襲に対する生体の反応を観察することが要求されます。つまり、規格性のある精度の高い臨床記録の整備そのものが、慢性疾患である歯科疾患への対応基盤になるといっても過言ではありません。[1]

質の高いデンタルX線写真①
正確に診断できる

X線写真は、歯科臨床において誰もが手にできる唯一の客観的情報源です。たとえば、あなたはブラッシング指導やSRP（スケーリング・ルートプレーニング）を行うときに、X線写真を見ていますか？　口腔内を見たり、プロービング値を計測するだけでは、歯肉縁下の複雑な歯根の形態や骨欠損の状況を把握することは困難です。そこにX線写真というもう一つの情報を加えることにより、初めて歯肉縁下を3次元的に想像して理解することができます。X線写真を見ることなくSRPを行うと、付着を破壊したり、歯根を削りすぎたりしてしまい、治る可能性のあった骨欠損を台なしにしてしまう危険すらあります。

では、とくに質の高いデンタルX線写真とは、どのような要件を備えているものをいうの

でしょうか。

第1の要件は、正確に診断できるX線写真であることです。すなわち、X線フィルムが正確に位置づけられ、X線が適切な照射方向から、適切な照射量で照射されており、確実な現像処理が行われ、コントラスト・黒化度の高いX線写真を指します。具体的にいえば、エナメル質と象牙質の境界がきちんと観察でき、歯槽硬線や骨梁の様子がわかり、プロービング値などと照合して骨形態の3次元像を想像できるようなX線写真です（図3）。

質の高いデンタルX線写真②
経時的に比較できる

第2の要件は、経時的に比較できる安定性を備えていることです。慢性疾患である歯科疾患では、術者の診断・治療の成否は時間的な経過をみなければ判断できません。その意味で、X線写真は唯一の検証手段です。歯周治療でいえば、骨欠損が改善して安定していくまでに2〜3年はかかります。したがって、少なくとも術前・術後・経過の3枚のX線写真がなければ、SRPなどの歯周治療の効果はわかりません。

術後の経過を見なければ、診断・治療を検証しにくいということは、医院のシステムとして、質の高いX線写真を長年にわたって維持しなければなりません。時間軸に沿って規格性のあるX線写真を並べてみると、術者自身の臨床を再評価するだけではなく、患者さんの個体差を推し量ることができます。

経時的に比較できるX線写真は、患者説明用ツールとしても有効です。歯周病による骨欠損が修復していく様子や、歯牙移動のように大きな変化のある場合は、患者さんも理解しやすく、治療への参加意識も高まります。また、患者さんが理解しやすいように、モニターなどに大きく映写するのも有効ですし、院内の勉強会で大

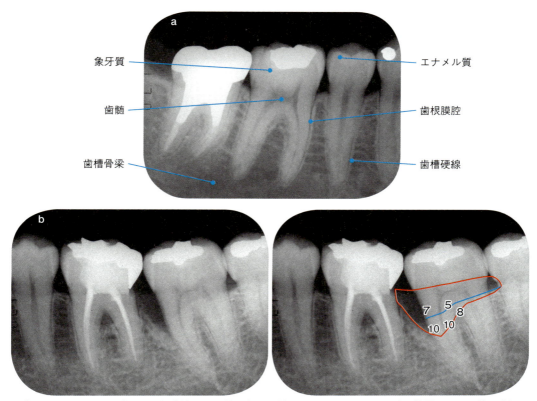

図❸　a：理想的なX線写真。規格性のある質の高いX線写真は、フィルムの正確な位置づけ、X線の適切な照射方向・照射量、確実な現像処理から得られる。白い部分にも黒い部分にもいくつかの階調が存在しており、その境界も明瞭である
　　　b：診断に耐え得るX線写真。歯槽硬線や歯槽骨梁の様子が確認できたりプロービング値と照合して骨欠損を3次元的にイメージできれば診断に有効。赤いラインは頬側の骨形態のイメージで、薄い骨壁が一層残っているが最深部では10mmの歯周ポケットがあり、深い垂直性骨欠損が確認できる。青いラインは舌側の骨形態のイメージで、近心の垂直性骨欠損はポケット底付近が3壁性骨欠損で、骨欠損の上部は舌側に骨壁のない2壁性骨欠損と想像できる

きく映し出すことによって見えてくる情報もありますし、他の術者の意見をうかがって気がつくことも多々あります（図4）。

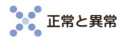 **正常と異常**

　歯周治療に取り組むには、まずは正常な歯周組織のX線像を理解しておかなければなりません。患者さんのX線像と正常像とを比較することにより、異常所見を見逃さないトレーニングが必要です。下川は、正常な歯周組織のX線所見を、①歯根全体が歯槽骨内に植立されている、②鮮明な歯槽頂線と歯槽硬線が直角的に連続して認められる、③鮮明な歯槽硬線と歯根膜腔が薄く均等な幅で認められる、④鮮明かつ明瞭な歯槽骨梁を確認できる、⑤上顎では、上顎洞底線が明確に認められる、と述べています（図5）[2]。

　質の高いX線写真・正常な歯周組織像が頭にインプットされたら、次は歯周病のX線像では何を見るべきかを整理しておきましょう。

検証

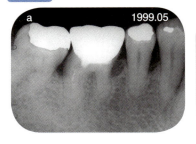 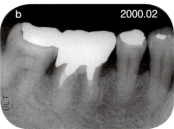 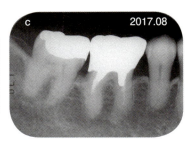

個体差

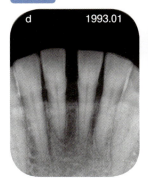 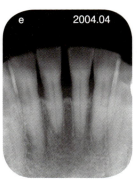 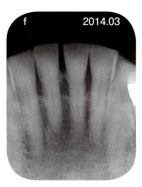 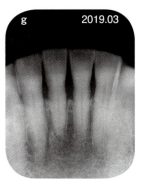

説明

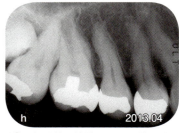 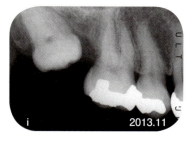 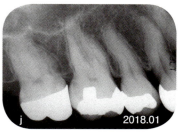

図❹　経時的に比較できるX線写真

- 検証：患者さんは51〜69歳、女性。a；初診時X線写真。$\overline{6\,5}$に大きな垂直性骨欠損。b；治療終了時。歯周基本治療・自然移動・歯周外科後に補綴処置。すでに歯槽骨は変化。c；治療終了から17年6ヵ月後。歯周組織の著しい改善を見ると、選択した治療方針や治療内容の妥当性が検証できる
- 個体差：患者さんは57〜84歳、女性。d；初診時X線写真。$\overline{1|1}$の歯間離開。e；初診から11年3ヵ月後。ときどき期間は空いてしまうが、リコールは継続。歯間離開は閉鎖傾向。f；21年2ヵ月後。ブラッシングはいまひとつで歯石が沈着。歯間はさらに閉鎖傾向。g；初診から26年2ヵ月後。80代になっても歯牙移動、歯周組織の変化が見られ、歯間が閉鎖。経時的にX線写真を並べ個体の質を掴みたい
- 説明：患者さんは51〜56歳、女性。h；初診時X線写真。$\underline{7|}$の遠心歯槽骨がダメージを受けており、$\underline{7|}$を抜歯して$\underline{8|}$の歯牙移動を選択。i；自然移動時。$\underline{8|}$はゆっくりと自然移動。その後、矯正装置で一定期間挺出。j；アンレー装着時。最終的には$\underline{8|}$にアンレーを装着して咬合。規格性のあるX線写真は説明用ツールとしても有効で、歯牙移動のようなダイナミックな変化は患者にも理解しやすい

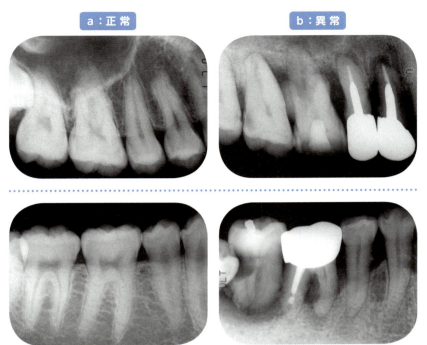

図❺　a：正常な歯周組織のX線写真（上段・上顎、下段・下顎）。正常な歯周組織における歯根膜腔・歯槽骨頂・歯槽硬線・歯槽骨梁のX線像を理解しておこう。いわずもがなだが、異常所見は正常像との比較から始まる。上顎は20代、女性、下顎は20代、男性　b：病的な歯周組織（上段・上顎、下段・下顎）上顎は40代、男性。正常像と比較すると7〜4|とも骨吸収量は多く保存が危ぶまれる。歯槽硬線は消失し、歯槽骨量の不透過性は亢進している。喫煙者。下顎は50代、男性。|7は根尖部までの付着の喪失を疑わせる。|6には大きな根分岐部病変。歯槽頂部の歯槽硬線は消失しており、|76は歯槽骨梁はX線不透過性が亢進して白く霞みがかかったように見える。それぞれの意味するところは別として、まずは所見を並べてみよう

表❶　歯周治療に必要なX線診査項目[3]

歯	歯周組織
・根の長さと形態	・歯槽骨吸収の程度と型
・歯冠−歯根長比	・歯槽硬線（骨頂部、歯根近遠心部）の有無と幅
・根近接の程度	・歯根膜腔の幅
・根分岐部の高さ（ルートトランクの長さ）	・歯槽骨梁の状態
・修復物のマージンの状態	・根分岐部の状態
・根管治療歯の根管充填の状態	・根尖性歯周炎の有無
・歯石付着の状態	

千葉は、歯周治療に必要なX線診査項目を**表1**のようにまとめています[3]。経験のある歯科医師でも、X線写真からすべてを読み取るのはたいへんです。歯冠や歯根については、ある程度のX線写真でも観察できますが、歯槽硬線や歯槽骨梁といった歯周組織は、質の高いX線写真でなければ観察はできません。

1章　X線読影のきほん

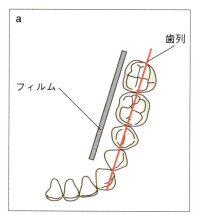
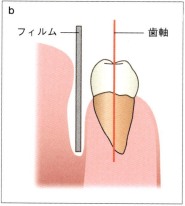
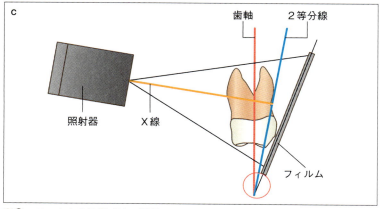

図❻　フィルムの位置づけの原則
a、b：フィルムは歯列、歯軸に対して平行に位置づけることが原則
c：理想は平行法で投影したいが日本人では難しく、多くの部位で2等分法で撮影することになる

位置づけの基本

　規格性のあるX線写真を得るための第一歩は、X線フィルムの位置づけです。X線フィルムは、水平的には歯列と平行に、垂直的には歯軸と平行にして、できるだけ歯に近づけるように位置づけることが原則とされています。しかし実際には、日本人は口腔内が狭く、口蓋が浅いので、そのような位置づけは難しいため、2等分法で撮影します。2等分法とは、X線をX線フィルムと歯軸のなす角の2等分線に対して垂直に照射する方法で、規格性という点からすると、撮影用のインジケータを使うことが賢明です（図❻）。インジケータを使用した撮影では、X線フィルムを正しく位置づければ、X線照射器の位置づけも決まるので、たいへん便利です。

　X線写真は、歯や歯周組織という3次元の立体をX線フィルムという平面に投影しています。そのため、被写体とX線フィルムの位置関係や、X線フィルムへのX線照射方向によって投影される画像が異なってしまいます。インジケータを使えば位置づけ・照射方向も安定さ

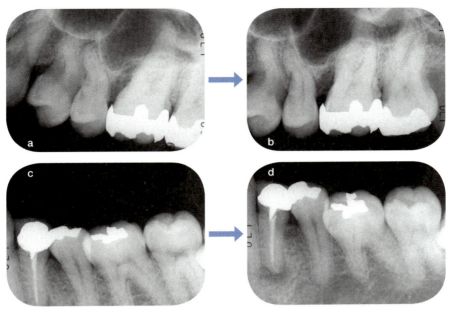

図❼　規格性のハードル
a、b：フィルムが最後臼歯まで入りきっていない例。口が開かなかったり口蓋が浅いとフィルムが口蓋に当たってしまいフィルムを十分に挿入できず最後臼歯が切れてしまうことがある。事前に患者さんの口腔内を把握し、原則を理解しながらフィルムをある程度寝かせざるを得ないこともある
c、d：口腔底が挙がり、フィルムが入りきっていない例。下顎は患者さんの緊張度が高いと舌に力が入り、口腔底が挙上してフィルムが入りきらないことがある。症例は歯科恐怖症で緊張した患者さんで口腔底に痛みを訴え、主訴である|4 の根尖が写らず、時間をおいてフィルムカバーを付けて再撮影

せやすいことは確かですが、口腔内は人それぞれで、口が開かない人もいれば、フィルムを入れにくい小さな口の人もいます。それに加えて、歯の形態や大きさも千差万別です。したがって、規格性のあるＸ線写真を手にすることは、思いのほか難しいものです（図7）。

 変化する画像

　規格性のあるＸ線写真を得るためには、フィルムの位置づけ・Ｘ線照射方向・Ｘ線照射量・現像条件を整えなければなりません。ここでは、フィルムの位置づけ・Ｘ線照射方向について考えてみましょう。

　前提として、撮影用インジケータを使っているので、フィルムに対するＸ線照射方向は一定になっているはずです（厳密にいえば、Ｘ線装置のコーンとインジケータの指示リングの位置づけにも影響を受ける）。つまり、Ｘ線写真の規格性を脅かすのは、Ｘ線フィルムの位置づけということになります。

　Ｘ線フィルムの位置づけが悪いと、Ｘ線入射角度が水平的・垂直的にズレてしまい、Ｘ線画像も影響を受けます（図8）。わかりやすい例では、水平的には隣在歯との重なり、垂直的には咬合面の上下的な幅や歯根の短縮・伸張が起こるので、注意が必要です（図9）。わずかな

1章　Ｘ線読影のきほん　　27

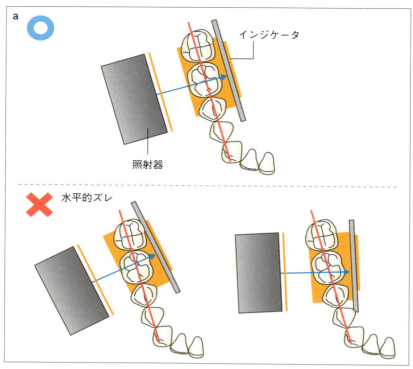
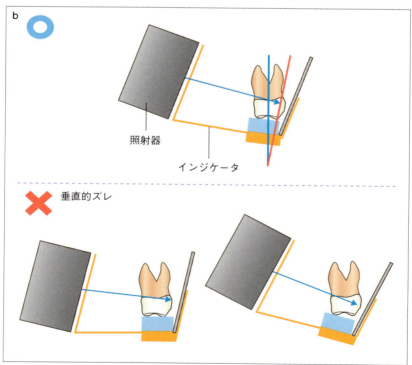

図❽　ホルダー使用時のズレ。インジケータを使えばフィルムに対するX線照射方向は一定になる。つまりX線フィルムの位置づけが悪いとX線入射角度が水平的（a）・垂直的（b）にズレてしまい、X線画像も影響を受ける

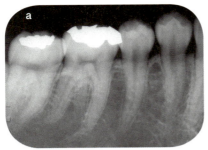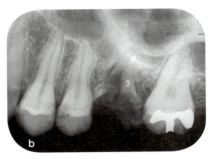

図❾ ホルダー使用時のズレの実例
a：水平的なズレによってコンタクトが重なっている
b：垂直的なズレによって頬舌側咬頭の差が大きい

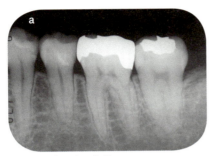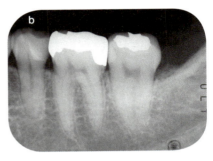

図❿ X線写真の心得
a：インジケータを使用してフィルムが正しく位置づけられれば照射方向もおのずと決まり、安定したX線画像が得られる
b：aとほぼ同時期に撮影されたもの。X線画像は患者の条件や術者のエラーで位置づけが乱れ、照射方向が不適切になってしまう。わずかな位置づけのくるいで歯槽硬線・歯根膜腔・歯槽骨梁の見え方が変わってしまう

位置づけのズレでX線照射方向が不適切になり歯根膜腔、歯槽硬線、歯槽骨梁などX線画像の細部にまで影響が出てしまい、適切な診断ができなくなる可能性があることを理解しておきましょう（図10）。

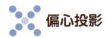 偏心投影

水平的な照射角度は、歯列の近遠心的な軸へ垂直にX線主線を入射することにより、隣接面と隣接面が重ならないような方向から投影することが原則です。

正放線投影という言葉を聞いたことがあるでしょう。診断の際は、正放線投影が見やすいX線写真になりますが、複根歯は歯根が重なってしまい、読影しにくくなります。この場合、正放線ではなく、あえて近心や遠心から投影を行い、各歯根の状況を確認する偏心投影によって撮影することがあります（図11）。偏心投影の原則は、X線フィルムから離れたもの、すなわち頬側根は管球を振った方向と逆に大きく動くと覚えてしまえば、わかりやすいでしょう。

偏心投影は、歯内療法的には複根管歯の根管

1章　X線読影のきほん　29

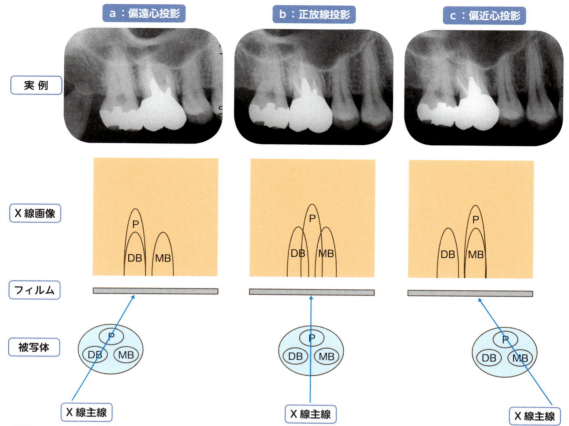

図⓫ a～c　偏心投影を理解する。まずは正放線投影（b）の 6⏋ では根管充塡材や支台築造の写り方で3根が明確にわかる。偏遠心投影を見ると、頰側根が正放線投影より近心に写り、口蓋根と遠心頰側根が重なっているのがわかる（a）。偏近心投影を見ると頰側根は遠心寄りに写り、近心頰側根と口蓋根が重なってくる（c）

治療、歯周病的には根分岐部病変を観察するうえで有効です。とくに口蓋根と近心頰側根、口蓋根と遠心頰側根の根分岐部の状況を把握する手がかりになるでしょう（**図12**）。ただし、偏心投影することによって病気を隠してしまうおそれもありますので、他の診査情報と併せて判断していく必要があります。

デンタルX線写真10枚法

全顎的X線診査には、パノラマX線写真、デンタルX線写真10枚法・14枚法があります。最近では、歯科用CTもその範疇に入るのかも しれません。

多数歯補綴症例や中等度以上の歯周病症例では、歯や歯周組織の状況を把握するために、デンタルX線写真10枚法が有効でしょう。歯の大きさや智歯の存在によっては、14枚法が有効な症例もあります。しかし、患者さんをなるべく被曝させないという観点から10枚法を優先し、必要に応じて撮影部位を増やすといったほうが、患者さんの理解も得られやすいと考えられます。

比較的良好なデンタルX線写真10枚法と、各部位の位置づけのポイントを**図13**に提示し

正放線投影	偏心投影

図⓬　偏心投影の実際

- a、b：どちらが頬側根か？
  a、bは同時期に撮影したX線写真。bのX線写真上の 4| A根（矢印）は頬側根？それとも口蓋根？　答えはA根は頬側根。aと比較するとコンタクトの重なりや 6| の頬側根が遠心に振れているので偏近心撮影。フィルムから離れている頬側根は管球とは逆の方向に振れるので、遠心に写っているA根は頬側根

- c、d：根分岐部病変を確認せよ！
  |6 の近心頬側根と口蓋根の根分岐部の状況を確認するために偏遠心投影。根分岐部の歯槽骨が吸収しているのがわかる

ます。このくらいのX線写真を、確実かつ迅速に位置づけられるようにすることが、撮影枚数を減らし、患者さんの被曝量を減ずることに直結します。

【参考文献】

1）鷹岡竜一：個別対応のできる医院づくりを目指して　前編．ザ・クインテッセンス，29（7）：110-125．2010．

2）下川公一：診断にこだわる!!～診断としての機能を十分に満たすためのX線撮影．ザ・クインテッセンス，24（1）：110-115，2005．

3）千葉英史：X線診査 DENTAL CLINICAL SERIES BASIC Periodontics 1．医歯薬出版，東京，1999：28-37．

4）鷹岡竜一：X線写真の心得～読影の前に知っておきたいこと～．デンタルハイジーン，37（8）：836-853，2017．

5）千葉英史：X線写真撮影レベルアップ講座．歯科衛生士，24（8～10），2000．

6）斎田寛之，河井 聡：X線写真の位置づけ．デンタルハイジーン，27（8）：810-814，2007．

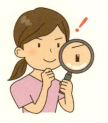

デンタルＸ線写真 10枚法の位置づけの ポイント

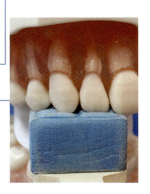

a：上顎犬歯部。3|の中央か 4 3|間を基準にして、フィルムを位置づける。2|の遠心と|4の近心の情報をこの1枚のX線写真から得るのは難しい

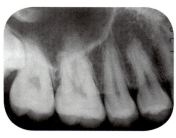

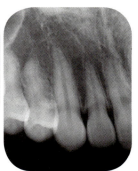

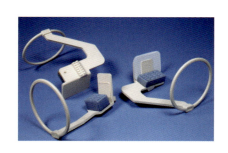

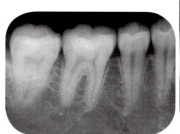

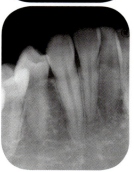

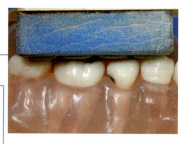

b：下顎臼歯部。下顎臼歯部は、|7の遠心までX線フィルム内に収めようとすると、|4の近心が欠けることが多い。よって|7の遠心を優先し、|4の中央を基準にして位置づける。|4の近心は犬歯部撮影で確認する

図⓭ a～f　デンタルＸ線写真10枚法を撮影する際の位置づけのポイント（参考文献[5, 6]より引用改変）

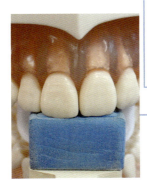

c：上顎前歯部。正中を基準点に、フィルムの中央へ位置づける。多くの場合、2|2の遠心は収まりきらないため、犬歯部の撮影で確認する

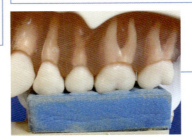

d：上顎臼歯部。|4の近心を基準に位置づける。歯が大きくなければ、|4の近心から|7の遠心までフィルムに収まる。口蓋に当たる場合があるので、歯列から多少距離を離してフィルムを立てる

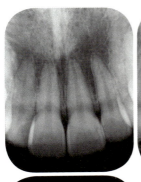
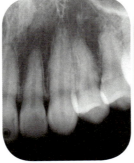
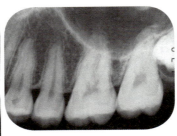
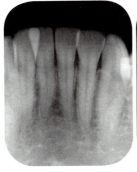
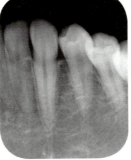
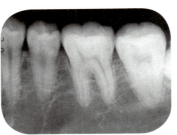
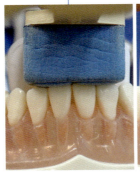
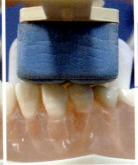

e：下顎前歯部。正中を基準にして位置づける。ほとんどの症例で2|2の遠心まで写し込むことができる

f：下顎犬歯部。下顎は臼歯部のX線写真で|4の近心が写りにくい。犬歯部の撮影で|4の近心を確認するために、|3|4間を基準にフィルムを位置づける

1章　X線読影のきほん　33

1章　X線読影のきほん

パノラマX線写真のきほん

松島良次
東京都・松島歯科医院　歯科医師

　パノラマX線写真は、正式にはオルソパントモグラフィーといいます。1枚のフィルムに上下顎と歯列全体をパノラマビューした画像なので、パノラマX線写真とも呼ばれています。1枚の写真で顎骨や歯列全体を観察できるため、口腔内全体がどのような状態なのかを把握しやすく、患者説明に適しています。最近はかなり画質もよくなりましたが、歯根膜腔や骨梁の状態を正確に診るためには、デンタルX線写真が必要となります。

　パノラマX線写真を見て異常を発見するためには、まず正常な状態とはどんな画像なのかを知っておかなければなりません。

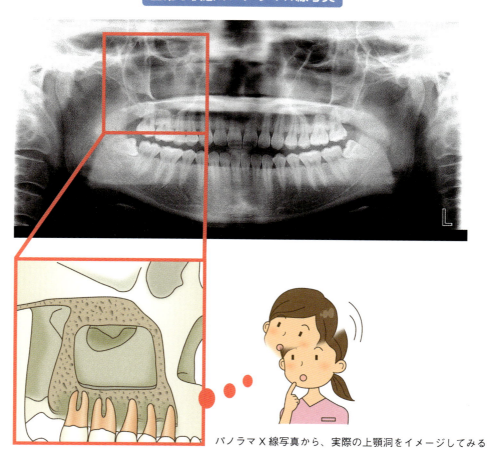

正常な状態のパノラマX線写真

パノラマX線写真から、実際の上顎洞をイメージしてみる

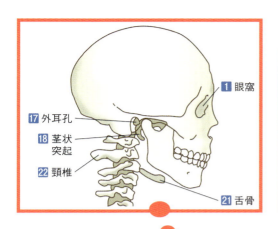

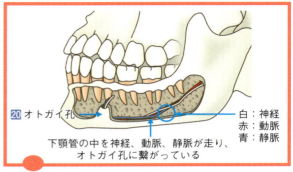

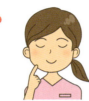

パノラマX線写真から読み取れること

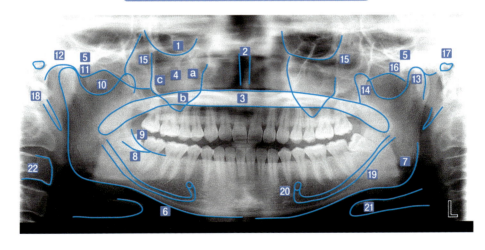

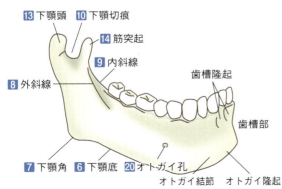

1	眼窩	11	関節結節
2	鼻中隔	12	関節窩
3	鼻腔底（硬口蓋）	13	下顎頭
4	上顎洞	14	筋突起
	a 前壁	15	翼口蓋窩
	b 洞底線	16	頬骨弓下縁
	c 後壁	17	外耳孔
5	頬骨	18	茎状突起
6	下顎底	19	下顎管
7	下顎角	20	オトガイ孔
8	外斜線	21	舌骨
9	内斜線	22	頸椎
10	下顎切痕		

1章　X線読影のきほん　35

パノラマＸ線写真読影のポイント

　パノラマＸ線写真は、上下顎を総覧的に診ることに適していますので、以下のポイントをチェックリストにして、一つずつ確認するとよいでしょう。また、読影から得られた情報を活かし、どのように患者指導やモチベーションアップに繋げるかが歯科衛生士に必要なスキルです。

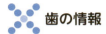
歯の情報

1．隣接面う蝕や修復物の不適合（図1）
　歯並びの状況や捻転、傾斜などにより、隣接面う蝕や修復物の不適合状態を発見できない場合もあります。その場合は、追加でデンタルＸ線写真を撮影する必要があります。

2．歯髄腔の大きさと形（図2、3）
　一般的に、若年者では歯髄腔が大きく、年齢とともに萎縮傾向になります。つまり、若年者ほど歯髄までの歯質が薄く、髄角が張っています。また、歯質も未成熟で、う蝕の進行が早いため、デンタルＸ線写真による精密検査が必要となります。

3．歯根の湾曲や傾斜、歯根の長さや近接度（図2、3）
　歯根の湾曲は根管治療の難易度が、歯の傾斜は清掃性の難易度が、それぞれ高まります。また、歯根が短ければ、骨吸収によって動揺が早期に出やすくなり、長ければ難抜歯となります。そして、歯根が近接しているときは清掃が難しく、支持骨量も少なくなります。このような情報を患者に伝え、他の部位よりう蝕や歯周病にならないようにモチベーションを高めておきましょう。

4．ルートトランクや根分岐部病変、歯根の開脚度（図2、3）
　ルートトランクが短い歯の場合は、根分岐部が早期に露出しやすくなり、さらに歯根の開脚度が狭い場合では、根分岐部病変の進行が早くなるので、注意が必要です。

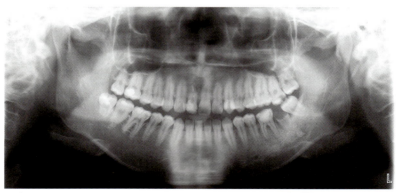

図❶　24歳、女性。隣接面う蝕がところどころに見られ、7や6の修復物の周りにも透過像が見られる。7は挺出傾向にあり、長い間7と咬み合っていなかったことが推察できる。その裏づけとして、8の近心傾斜が顕著になっている。歯髄の透過像は大きく、6は根尖に透過像があり、失活している。年齢のわりにう蝕の進行が早いタイプのため、徹底したプラークコントロールが必要である

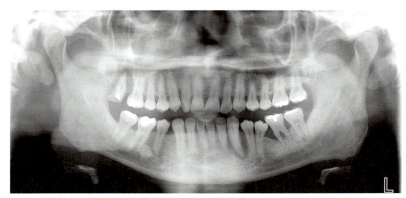

図❷　37歳、男性。この患者の⌊6̅を見ると歯髄が細く、ルートトランクも長いことがわかる。また、歯根の開脚度が狭く、骨吸収が根分岐部にまで達しており、7̅⌋と⌊3̅は根尖周囲まで黒く透過している。また、⌊6̅5̅根尖付近には白い不透過像が見られ、何らかの理由で骨が緻密になっている。⌊4̅5̅は歯根近接し、⌊5̅6̅の辺縁隆線が合っていないことがわかる

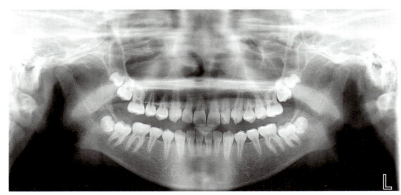

図❸　13歳、女子。歯髄の面積が広く、歯根が短い。ところどころ歯根が未完成な状態。⌊6̅を図2と比較してみよう。ルートトランクが短く、歯根の開脚度が広いことがわかる

5．歯根や骨にできる透過像（図2）

歯根の周囲にできる透過像は、根管治療の不備や歯根のひび・破折によって起こる場合などがあります。根管充塡の状態をデンタルＸ線写真で確認するとともに、治療した時期も確かめてください。時期によっては、透過像が縮小してきていることもあります。歯根から離れた場所にある骨内の透過像は残留囊胞などの可能性があります。また、逆に骨密度の高まりを認める部分の不透過性が強く表れることもあります。さらに、骨隆起と骨硬化症との鑑別が必要になることもあります。

6．メタルコアとレジンコアの鑑別とポストコアの太さ・長さ（図4）

ポストコアが太くて長い場合は、歯根破折のリスクが高まります。過度な力がかからないように注意する必要があります。

7．近遠心の歯肉縁下歯石（図5）

パノラマＸ線写真に根面の不透過像を発見したときは、頰舌側にも歯肉縁下歯石があると

1章　Ｘ線読影のきほん　　37

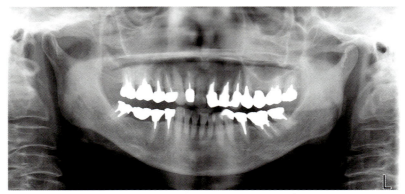

図❹ 78歳、女性。下顎前歯部以外はほぼ修復されており、1～4に太いメタルコアが入っている。6近心の補綴物が不適合だが、骨吸収はそれほどでもない。このことからも、歯周病に罹患しにくい、いわゆるう蝕タイプと思われるため、唾液抑制や砂糖の摂取量に気をつけなければならない

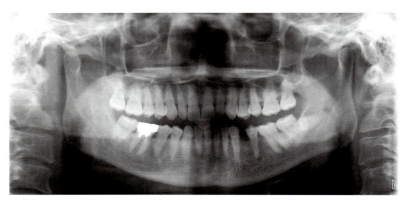

図❺ 64歳、男性。臼歯部の歯間に歯石と思われる不透過像が見られる。図4の患者と異なり、4欠損と6以外は、ほぼ健全歯である。4は動揺がひどくなり抜歯。6も知覚過敏から便宜抜髄に至ったとのこと。このことから、この患者はう蝕リスクが低く、歯石が付着しやすいいわゆる歯周病タイプということがわかる。食事ごとのセルフコントロールと、定期的な通院が必要と促した

考えて歯根全周囲を探る必要があります。そして、SRP後のデンタルX線写真での確認も必要となります。

8. 欠損歯と8番の有無および萌出方向（図6）

8番が存在する患者の多くは、まっすぐに萌出できず、前方の7番の遠心に悪影響を及ぼします。長期間放置すると、7番の遠心がう蝕になったり、歯根膜が破壊されたりして、8番抜歯後に深い歯周ポケットが生じることがあります。下歯槽神経との関係を確認して、主治医と抜歯を検討しましょう。

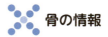 骨の情報

1. 下顎頭の形（図6、7）

下顎頭は、下顎骨を動かすときの軸となるため、太いほど多くの力を受け止められる能力があります。しかし、過度な力は関節の破壊や歯の咬耗、破折を招くおそれがあります。逆に、

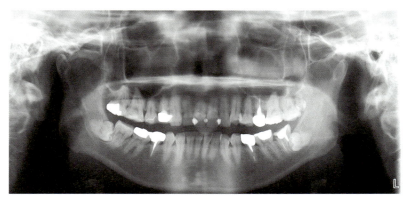

図❻ 33歳、女性。図7と比べると下顎頭はピンヒールのように細いタイプである。下顎角度も120°以上あり、力が少ないと思われるが、関節が細く軸がぶれやすくなるため、ブラキシズムのような横滑り運動が強くなり、7 3|と|7 3 にファセットが見られる。また、8|8 が水平埋伏している。7|7 の遠心の歯根膜は壊死し、抜歯しても骨が回復しない場合がある。下歯槽管との関係をCTなどで確認し、抜歯の是非を説明することが求められる

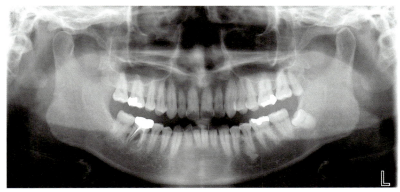

図❼ 49歳、男性。下顎頭の形はこん棒のように太く、しっかりしたタイプである。下顎角も120°以下で咬合力が強く、クレンチングがある。その影響で、6|の遠心根は破折している。このように関節が太く、えらが張り、パラファンクションがありそうな患者には、マウスピースのような口腔内装置が必要である。何よりも、失活歯にしないように管理していくことが重要である

細い場合はピンポイントに関節円板を刺激し、少ない力でも関節を痛めることになります。

2．下顎角度（図6、7）

下顎枝と下顎骨下縁とでできた角を下顎角と呼び、その角度は平均120°といわれています。それより小さければ小さいほど、顎力が強いといわれています。パノラマX線写真の位置づけで変わってしまうのであまり正確ではありませんが、顔貌と照らし合わせて、俗にいう「えらが張ったような顎」で、下顎角が120°以下の場合は咬合力も強いため、咬耗が顕著なときはブラキシズムのようなパラファンクション（異常習癖）を警戒しましょう。

3．下顎管やオトガイ孔のポジション（図8）

下顎孔からオトガイ孔まで下顎管という筒の中を通っている太い神経を下歯槽神経と呼びま

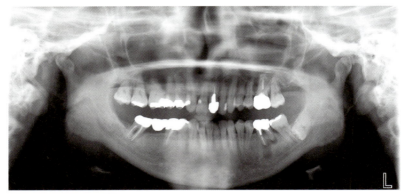

図❽ 45歳、女性。「6の根尖病変の拡大が、下歯槽神経にかぎりなく近づいている様子が見てとれる。このまま放置すると神経麻痺を起こしかねないため、一刻も早い感染根管処置が必要である。ここでの注意点としては、透過像が縮小傾向にあるのか、進行状態にあるのかを鑑別するために、患歯の治療時期を問診しておくことである

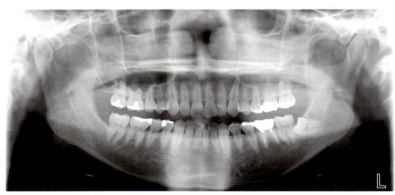

図❾ 33歳、男性。左頬の腫れと圧痛を主訴に来院。左右の上顎洞における濃淡の差を見比べてみると、左側上顎洞は膿が溜まっているために白く濁っているのがわかる。4〜6は根尖が上顎洞内に入っているように見える。いずれかが失活歯であれば、その歯が原因の歯性上顎洞炎の可能性が高まるが、すべて生活歯であった場合には、鼻由来の副鼻腔炎が疑われる

す。ここを損傷すると麻痺が起こってしまうため、抜歯やインプラント手術のときに最も気を配る場所です。

4．上顎洞底線の位置や洞内の透過性（図9）

頬骨の内側にある空洞で鼻（鼻腔）と繋がっており、「副鼻腔」ともいいます。

歯根から洞内に感染が及んだ場合は、歯性上顎洞炎という疾患になります。洞内に膿が溜まるとパノラマX線写真では不透過性が増し、白く写ります。

5．顎堤の吸収状態とボーントポグラフィー（図2、10、11）

歯槽骨頂のラインを描いた線をボーントポグラフィーといいます。線を引いて骨の吸収具合いを確認しましょう。上下的な落差があるほど、義歯やインプラントなどの欠損補綴が難しくなります。歯周病の場合は垂直性骨欠損を表し、難症例となります。

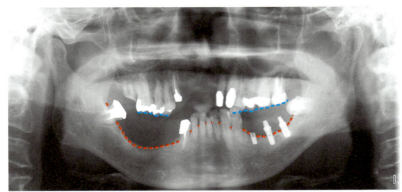

図⑩　68歳、男性。青破線は咬合平面、赤破線はボーントポグラフィー。プロットした点を結んでみると、顎堤の凸凹感がわかる。上下の落差が大きい理由として、残存歯が多いわりに、自分の歯で咬み合わせている部分が少ないことが挙げられる。いわゆる、すれ違い咬合に近づいている。義歯を外すと 4・4 しか咬合していない。また、咬合平面を結んでみると、歯の挺出により、左右非対称となっていることがわかる。そのため、かなりの難症例と思われる。さらに、左下のインプラント埋入部の骨梁は緻密で白く見えるが、その直下の骨梁は多孔質で黒く見える

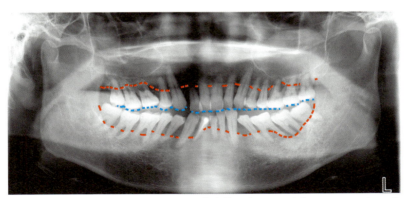

図⑪　47歳、男性。青破線は咬合平面、赤破線はボーントポグラフィー。プロットした点を結んでみると、図10の患者ほどの落差はないが、全体的に水平性骨吸収が顕著であることがわかる。臼歯部は、ドミノ倒しのように近心に傾斜し、すべての根分岐部が骨縁上に露出している。2 だけ失活歯で、その他にう蝕と思われる透過像は見当たらない。咬合平面は大きなうねりはないが、スピーの湾曲が少ないため、最後臼歯の干渉（早期接触）が起きている

6．骨量と骨梁（図2）

　骨は、皮質骨と海綿骨からできています。骨量とは骨の量ですが、パノラマX線写真では骨の高さを見ることになります。一方、骨梁とは海面骨の質のことで、骨髄腔内に広がる骨の柱の状態を表します。骨の中が緻密であるほど白く写り、硬い骨を意味します。そして、黒い部分が多いと、骨は軟らかく空洞化しています。

 対称性

1．正中のずれ（図12）

　正中の位置関係は口腔内写真のほうが正確に見ることができます。しかし、叢生や欠損があって正中がずれているのか、それとも歯軸が傾い

1章　X線読影のきほん　41

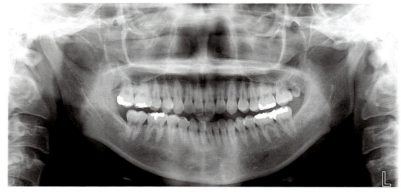

図⓬ 23歳、女性。この患者は、片顎で見た場合はよい歯列に見えるが、正中の位置が下顎で1歯分左にずれて叢生を認める。下顎枝の左右の長さを見比べると、あきらかに右側のほうが長く写っているのがわかる。下顎角は大きく、力の関与は少なそうである。非対称であるため、しっかりとした顎位が採れていないと推察される

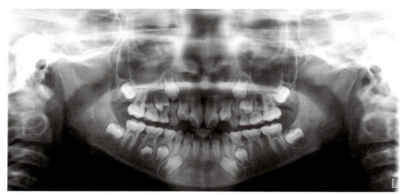

図⓭ 10歳、男児。混合歯列期のパノラマX線写真では、乳歯の後続にしっかりとスタンバイしている永久歯が見てとれる。しかし、この患児の場合、5|と|5の歯胚がないため、先天性欠如と考えられる。よって、E|と|Eの2本は永久歯以上の徹底した管理を、家庭でも医院でも行う必要がある。第2大臼歯の先天性欠如はない。D|Dの歯根は、次に萌出する4|4によって吸収されているのがわかる

ているせいでずれているのかなどはっきりしないときは、パノラマX線写真で確認します。

2．咬合平面（図10）

まず、平面が左右対称的かどうかを確認します。そのうえで、欠損や咬合の問題で、平面が乱れているのか、もともとスピーの湾曲が強いのか弱いのかも診断できます。対称性がない場合は、歯の干渉があったり力の関与が強かったりするので、担当医に咬合診断をお願いしてみてください。

3．歯の挺出、傾斜、叢生（図12）

歯の挺出や傾斜、叢生があることで、左右の対称性が乱れる場合があります。早期接触や側方運動時の不適切な接触などの確認を歯科医師に行ってもらう必要があります。

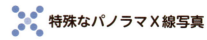 特殊なパノラマX線写真

1．混合歯列期のパノラマX線写真（図13）

萌出遅延や過剰歯の疑いで混合歯列期にパノラマX線写真を撮影することがあります。多数

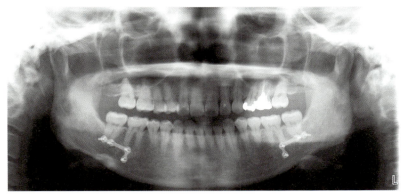

図⓮ 41歳、女性。この患者は骨格性の反対咬合のため、下顎骨を切断して後方に下げる手術を行い、その後、ボルトにて固定した

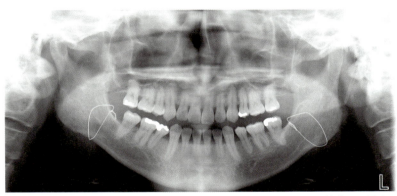

図⓯ 53歳、男性。図14の患者同様、下顎骨離断を行い、ワイヤー結紮にて固定している。どちらの患者も、何本か便宜抜歯を行い、ワイヤー矯正にて咬み合わせの適正化を図っている

歯にわたる先天性欠如の場合は、デンタルX線写真よりパノラマX線写真のほうが患者説明に有利です。少しでも早く先天性欠如がわかれば、後続永久歯のない乳歯を永久歯と同様に保護しなければなりません。患者とその保護者にも、その保存の重要性を説明しておく必要があります。

2．外科的矯正の痕跡のあるパノラマX線写真（図14、15）

パノラマX線写真撮影時は、首から上の金属類を外してもらいます。その理由は、金属によるハレーション効果により、アーチファクトという乱れた画像になってしまうからです。しかし、体内に埋め込まれた金属類は簡単に取り外せませんので、撮影後に画像の乱れを考慮して診断します。以前、患者さんに耳のピアスは外してもらいましたが、舌のピアスはしたままで撮影してしまった経験があります。金属を使用した義歯も同様ですので、しっかり確認しましょう。

【参考文献】
1）橋本光二，三辺正人，貞光謙一郎（編）：歯科衛生士のX線読影力‼ 臨床で120％活用するために．DHstyle増刊号，2010．
2）栃原秀紀，松田光正，熊谷真一（編著）：歯科衛生士のためのX線写真パーフェクトBOOK これでカンペキ！撮影補助＆臨床応用．デンタルハイジーン別冊，2011．

パノラマX線写真読影のチェックリスト

パノラマX線写真（**図16**）を読影する際、下記に列挙する項目を確認する習慣をつけましょう。

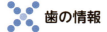 歯の情報

1 隣接面う蝕や修復物の不適合：7̄6̄、6̄8̄に不適合修復物を確認できます。3̲には、隣接面う蝕を認めます。

2 歯髄腔の大きさと形：2̄｜2̄の歯髄腔は確認できませんが、3̲と3̄は歯髄腔を認めます。

3 歯根の湾曲や傾斜、歯根の長さや近接度：下顎前歯部は歯の傾斜と捻転が確認でき、歯根近接しているように見えます。

4 ルートトランクや根分岐部病変、歯根の開脚度：6̲のルートトランクは短く、セメント質剥離のような透過像が見られます。歯根の開脚度は広く、歯根分割が可能です。

5 歯根や骨にできる透過像：1̲と5̲の根尖に透過像が確認できます。

6 メタルコアとレジンコアの鑑別とポストコアの太さ・長さ：1̲に細くて長いメタルコアが入っており、ポスト周囲の透過像が顕著です。歯根破折の可能性があります。

7 近遠心の歯肉縁下歯石：この写真からはっきりわかる歯石は確認できません。

8 欠損歯と8番の有無および萌出方向：左上と右下の臼歯部が欠損し、7̲と8̄は挺出状態です。

骨の情報

9 下顎頭の形：撮影の位置づけにもよりますが、左右対称ではありません。下顎枝は太く、下顎頭は細く見えます。

10 下顎角度：下顎角度は100°くらいで、えらが張っているように見えます。

11 下顎管やオトガイ孔のポジション：下顎管は見えにくいですが、オトガイ孔は確認できます。

12 上顎洞底線の位置や洞内の透過性：右側の上顎洞は見えにくいですが、左側の上顎洞の洞底線は確認できます。

13 顎堤の吸収状態とボーントポグラフィー：左上の臼歯部の顎堤の吸収が顕著ですが、ボーントポグラフィーは比較的平らに見えます。

14 骨量と骨梁：右上の臼歯部は海綿骨としては緻密に見えます。支持骨量は、中等度から重度のところも見られます。

対称性

15 正中のずれ：この写真から正中のずれは確認できません。

16 咬合平面：7̲と6̄8̄が挺出傾向のため、やや歪んだ平面になっています。

17 歯の挺出、傾斜、叢生：7̲、6̄8̄の挺出、下顎前歯部の傾斜、捻転、叢生が確認できます。

●

歯科衛生士は口腔内軟組織に主眼をおきがちですが、骨形態から軟組織を診られるようになると、プロービングの正確性が高まり、また、歯軸や根分岐部などを意識してSRPを行うと、よりスムーズなインスツルメンテーションにも繋がります。つまり、X線写真の読影を身につければ、目に見えない骨や歯根をイメージできるようになります。そうすれば、X線写真は暗闇に差し込む月明かりのような存在となり、読めれば読めるほど明るい光となります。

さあ、暗闇に目を慣らしましょう！　慣れると二次元の情報が立体的に見えてきます！

チェックリストに沿ってパノラマX線写真を読影してみよう

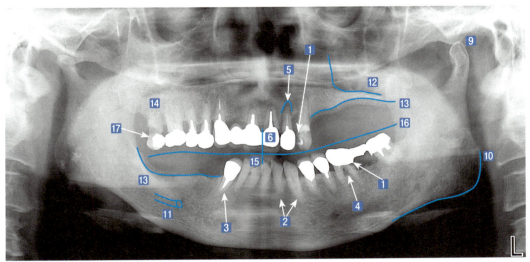

図⓯　65歳、男性

```
8  7 6 5 4 3   1 │ 1 2 3
         3 2 1 │ 1 2 3 4 5 6   8
```

パノラマX線写真読影のチェックリスト

歯の情報
- [ ] 隣接面う蝕や修復物の不適合…1
- [ ] 歯髄腔の大きさと形…2
- [ ] 歯根の湾曲や傾斜、歯根の長さや近接度…3
- [ ] ルートトランクや根分岐部病変、歯根の開脚度…4
- [ ] 歯根や骨にできる透過像…5
- [ ] メタルコアとレジンコアの鑑別とポストコアの太さ・長さ…6
- [ ] 近遠心の歯肉縁下歯石…7
- [ ] 欠損歯と8番の有無および萌出方向…8

骨の情報
- [ ] 下顎頭の形…9
- [ ] 下顎角度…10
- [ ] 下顎管やオトガイ孔のポジション…11
- [ ] 上顎洞底線の位置や洞内の透過性…12
- [ ] 顎堤の吸収状態とボーントポグラフィー…13
- [ ] 骨量と骨梁…14

対称性
- [ ] 正中のずれ…15
- [ ] 咬合平面…16
- [ ] 歯の挺出、傾斜、叢生…17

1章　X線読影のきほん　45

カラフルな色で、識別がスムーズ

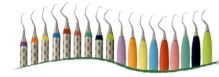

誕生
estブレード

磨かれたシャープな刃と高硬度の
鋼材により切れ味が持続

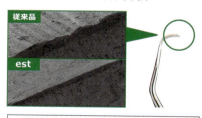

Gキュレット／スケーラー
estシリーズ

【estブレード】は研磨に従来以上の時間と手間を
かけた「磨き上げ」と研磨熱による硬度低下を防ぐ
「水砥ぎ技術」により実現したシャープで切れ味
が持続するブレードです。また、わずかにブレード
長を短くすることで、歯肉縁下への挿入や操作時
のブレードコントロールがしやすくなり、歯周組織
のダメージを抑えて効率的に処置を行えます。

 株式会社YDM　製造販売元　株式会社YDM　医療機器許可番号　11B1X10006　　http://www.ydm.co.jp/
　　　　　　　　　　　　　問合先　デンタル事業部　〒114-0014 東京都北区田端6-5-20　TEL03-3828-3161　FAX03-3827-8991

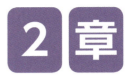

2章

う蝕におけるX線読影のきほん

2章 う蝕におけるX線読影のきほん

1 う蝕

村上 充[1]　村上惠子[2]
東京都・村上歯科医院　1）歯科医師　2）歯科衛生士

　う蝕は口腔内細菌が原因で起こる感染症で、一度エナメル質に脱灰が起こって構造が失われると、自然治癒で元に戻ることは期待できません。好発部位として、大臼歯などの裂溝に生じる咬合面う蝕や、隣接面う蝕、セメント－エナメル境（CEJ）や露出根面に発生する根面う蝕が挙げられます（図1）。X線写真では透過像として確認でき、その透過像がエナメル質、象牙質、歯髄腔のどこまで及んでいるかにより、進行度を判断します（表1）。とくに、口腔内で直視できない隣接面う蝕の確認には、X線写真による診査が欠かせません。

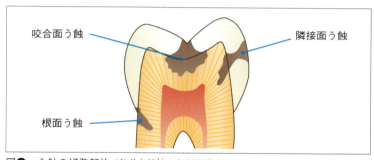

図❶　う蝕の好発部位（参考文献[1]より引用改変）

表❶　う蝕の進行度（参考文献[2]より引用改変）

CO	裂溝の着色や歯面に白斑がみられるが、エナメル質は崩れておらず、X線写真でも透過像は認められない
C_1	エナメル質に限局した初期う蝕で、咬合面などに発生した場合はX線写真での確認が困難だが、隣接面う蝕は咬翼法X線写真（バイトウィング）で写ることがある。また、咬合面う蝕はレーザー光診（光学式う蝕検出装置）による検査も併用することがある
C_2	エナメル質を越えて象牙質に達したう蝕で、初期う蝕と比較すると、透過像の広がりを確認できる。自覚症状の訴えも、このころから始まる
C_3	症状が進行した象牙質う蝕で、透過像の広がりは歯髄まで達しており、歯髄診断を行うこともある。自覚症状はさらに明確で、「むし歯」を主訴に受診する場合が多くなる
C_4	症状がさらに進行し、歯冠が崩れた状態になっていることが多い。歯髄は保存不可能で、歯自体の存続にもかかわる状況。X線写真では残根のみが写っていることもしばしばある

Q1 う蝕のデンタルX線写真①

隣接面う蝕や咬合面う蝕が疑われる部位を矢印で指し示し、それぞれの進行度（C0～C4）、どのような修復処置や予防処置が必要かを考えて、書き出してみましょう。

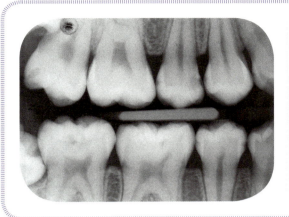

【各部位のう蝕の進行度や処置内容】

――――――――――――――――――
――――――――――――――――――
――――――――――――――――――
――――――――――――――――――
――――――――――――――――――

Q2 う蝕のデンタルX線写真②

患者さんのおおよその年齢を想像し、口腔内の特徴や状態をどのように説明するか考えてみましょう。また、矢印で示した部分のう蝕の進行度を考えて書き込みましょう。さらに、歯科衛生士として $\frac{6|}{6|}$ を守るためにできる治療計画や予防内容を、医院内で話し合ってみましょう。

【患者さんの年齢】　　　　歳ごろ
【口腔内の特徴や状態】　―――――――――――――――
【治療計画や予防内容】　―――――――――――――――

2章　う蝕におけるX線読影のきほん

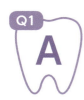

Q1 A

各部位のう蝕の進行度や処置内容を、以下の図に示します。

それぞれの進行度合いにより、処置か予防かを判断します。また、その後の予防では、どこを経過観察するのかを把握するためにも、X線写真の読影力を高めましょう。

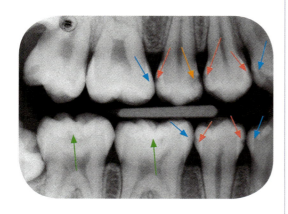

- 黄色矢印（➡）：C₂
  エナメル質を貫通して象牙質までう窩が広がっている状態で、う蝕治療が必要です。
- 赤矢印（➡）：C₁
  エナメル質に限局したう窩で、歯科医師と相談して治療方針を決定しますが、予防処置で経過を追うことになる可能性が高いです。
- 青矢印（➡）：COの可能性あり
  X線写真では判別しにくいですが、C₁のう蝕と隣接しているためCOの可能性が高く、予防処置で経過をみます。目視できない隣接面う蝕は、定期的に撮影した咬翼法X線写真で経過を追っていく必要があります。
- 緑矢印（➡）
  7̄6̄は咬合面う蝕が疑われるため、レーザー光診を併用して、ダイアグノデント数値でう蝕進行の経過を追います（下記Point参照）。

Point

レーザーを用いたう蝕検出装置（ダイアグノデント） （参考文献3)より転載）

レーザーを用いたう蝕診断装置（ダイアグノデント）の動作原理は、レーザー光（波長655nm）を照射したときに発する蛍光のスペクトルが、健康歯質とう蝕罹患歯質では異なることを応用している。この差を検出器で検出してディスプレイに00～99までの数値で客観的に表示される。臨床使用基準として、う蝕閾値は永久歯で＞10～＞22.1、乳歯で＞9～＞17と、幅が広い[4)]。

ダイアグノデントによる咬合面象牙質う蝕の検出は、視診よりあきらかに感度は高いが、裂溝の着色、プラーク、歯石、研磨材、シーラント、修復材などの存在によって偽陽性が出やすいとされている（エビデンスレベル「I」）[4)]。

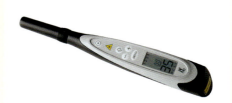

▲現在販売中のKaVo DIAGNOdent pen（製造販売：カボデンタルシステムズ、販売：モリタ）。本製品のう蝕閾値は、裂溝う蝕および平滑面う蝕は＞25、隣接面う蝕は＞16となっている

Q2 A 患者さんの年齢は12歳で、E|E が残存しています。交換期としては多少遅い気がしますが、E|の歯根は吸収されており、間もなく抜ける状態で、下顎も|5は正常な位置から萌出中です。7|7（12歳臼歯）が年齢相応に萌出中で、6|6と比較するとまだ咬合面が低い位置にあります。その歯髄腔や根管は、|6と比較すると太い状態であることも確認できます。

このころの第2大臼歯は、エナメル質が未成熟の状態で萌出しています。そのため、う蝕リスクは萌出後2～3年がピークであること、咬合面が手前の第1大臼歯よりも低くて磨きにくいこと、対合歯とまだ咬み合っていないなどの理由から、小窩裂溝にう蝕が多発する傾向があることなどを、X線写真を用いて患者さん自身と保護者に伝えます。

治療計画および予防内容

|6に対しては、E|が抜けた時点で直視による近心のう蝕判定が必要となります。エナメル質における実質欠損がなければ、非切削にてう蝕抑制と再石灰化を促すようにします。具体的には、う蝕抑制剤のフッ化ジアンミン銀38％水溶液「サホライド」（ビーブランド・メディコーデンタル）塗布による予防処置を行い、その後のメインテナンスで経過観察します（P.56 Point 参照）。この処置によって歯質が黒変する場合もありますが、|5が萌出すれば見えなくなります。

一方、下顎の場合は、|5の萌出にはまだ時間がかかりそうです。|6の近心における C_2 の進行を考慮して、自然脱落を待たずに抜歯し、その直後、|5が萌出する前に、最小限の切削で済むようにう蝕処置を行う計画が立案されました。

歯科衛生士としては、以上の治療計画を歯科医師と患者さんおよびその保護者と共有します。治療後のメインテナンスではフッ化物塗布を中心に、セルフケアにおける継続したデンタルフロスの使用を確認し、う蝕の進行を経過観察します。

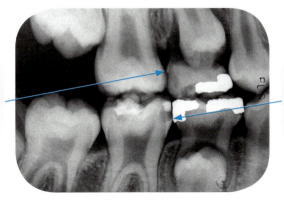

|6近心は隣接するE|遠心の C_2 の影響も考慮すると、CO～C_1 であると考えられる

歯科医師により、|6近心に象牙質まで穿孔した C_2 があると診断された

【参考文献】
1) 黒﨑紀正, 小野瀬英雄, 住友雅人, 他（編）：イラストレイテッド・クリニカルデンティストリー2 歯・歯髄・歯周組織の疾患. 医歯薬出版, 東京, 2001.
2) 橋本光二, 三辺正人, 貞光謙一郎（編）：歯科衛生士のX線読影力!! 臨床で120％活用するために. DHstyle 増刊号, 4 (10)：84, 2010.
3) 日本歯科保存学会（編）：う蝕治療ガイドライン 第2版. http://www.hozon.or.jp/member/publication/guideline/file/guideline_2015.pdf（2019年5月27日最終アクセス）
4) Barder JD, Shugars DA: A systematic review of the performance of a laser fluorescence device for detectingcaries. JADA, 135: 1413-26, 2004.

2 二次う蝕

村上 充[1]　村上恵子[2]

東京都・村上歯科医院　1）歯科医師　2）歯科衛生士

　二次う蝕は、残存した歯質と修復補綴物の間に生じるう蝕です（図1）。その発生メカニズムはいまだ解明されていませんが、歯質と修復補綴物の間に微小漏洩（マイクロリーケージ）が生じ、そこから新たな細菌感染が起こった状態と考えられています。また、充填物周囲の辺縁破折（チッピング）や、コンポジットレジン（CR）の重合収縮、表面劣化および接着不良から起きるともいわれています（図2）。さらに、その他の原因として、感染歯質が残留したことによって起こるともされています[1]。

A．辺縁破折

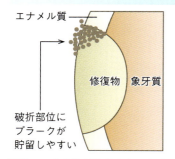

エナメル質
修復物　象牙質
破折部位にプラークが貯留しやすい

B．表面の劣化

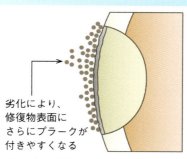

劣化により、修復物表面にさらにプラークが付きやすくなる

C．微小漏洩（マイクロリーケージ）

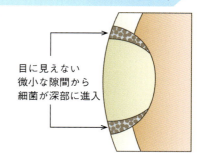

目に見えない微小な隙間から細菌が深部に進入

図❶　二次う蝕が生じるまでのイメージ（参考文献[2]より引用改変）

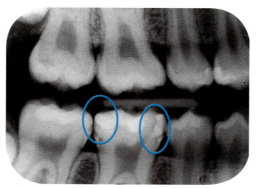

図❷　CR充填物の二次う蝕（青丸）

Q1 二次う蝕のデンタルX線写真

二次う蝕があると思われる場所を丸で囲み、その原因は何が考えられるか、書き出してみましょう。

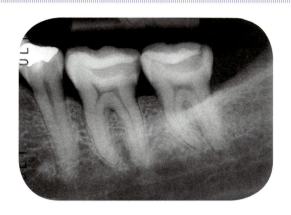

【原因】

Q2 透過像の原因は？

歯冠部の透過像は二次う蝕でしょうか、それとも修復補綴物でしょうか？ できれば、そう考えた理由も書き出してみましょう。

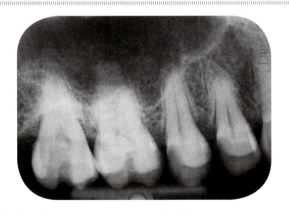

【原因】

2章 う蝕におけるX線読影のきほん 53

Q1 A 「7̲咬合面のCR充填のマージンにマイクロリーケージがあり、二次う蝕が認められます。X線写真で一見う蝕に見えてしまう6̲7̲の透過像は、X線透過性の高い裏装材です。

　7̲遠心部のう蝕は、触診してもエナメル質が硬いため、C_1と判断されます（**図3**）。「過去に、手前の歯と接触する智歯を抜歯した」との話があったことから、その時期に隣接面う蝕として発生した可能性が考えられます。現在、このう蝕は活動性がないと判断され、予防処置を実施しながら経過観察中です。また、う窩はX線写真には写っていません。

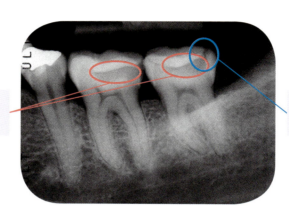

裏装材　　マイクロリーケージによる二次う蝕

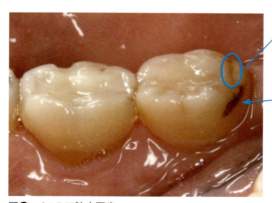

二次う蝕　　C_1

図❸　Q1の口腔内写真

Q2 A X線写真ではインレーが脱離したように見えてしまいますが、歯冠部は光重合型超硬質レジンで修復されています（図4）。

最近では、う蝕治療に用いられる材料として、CRや金属、セラミックと多岐にわたります。前述のように造影性の低い裏装材は透過像として写ることもあるため、二次う蝕をX線写真で確認する際は、それぞれの材料の特徴を理解したうえで読影する必要があります。

また、現在、う蝕治療に用いる材料として主流となりつつあるCRの修復材は、耐久性などにおいて飛躍的に進歩を重ねてはいますが、一度口腔内に充塡・装着された修復補綴物は、日々劣化と変化が起きます。歯科衛生士として、その小さな変化を早期に発見し、二次う蝕が重篤な状態にならないように気づく目と、X線写真の読影力を養いましょう。

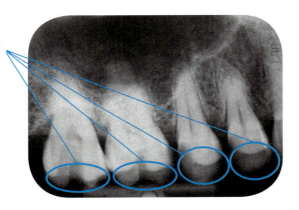

光重合型超硬質レジンの修復補綴物

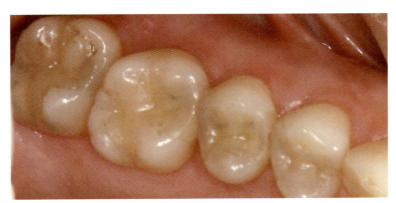

図❹　Q2の口腔内写真

【参考文献】
1）日本歯科保存学会（編）：う蝕治療ガイドライン 第2版. http://www.hozon.or.jp/member/publication/guideline/file/guideline_2015.pdf（2019年5月27日最終アクセス）
2）鶴本明久（監著），荒川浩久，岸 光男，他：知って得した！ う蝕予防に活かせるエビデンス．クインテッセンス出版，東京，2009：48.

2章　う蝕におけるX線読影のきほん　55

2章　う蝕におけるX線読影のきほん

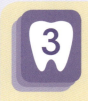

3 根面う蝕

村上 充[1]　村上惠子[2]
東京都・村上歯科医院　1）歯科医師　2）歯科衛生士

　歯肉退縮に伴って歯根の露出が起こると、根面う蝕の発生率が高まります。したがって、歯周治療後に歯肉退縮が起きた部位などは、注意が必要です。その他にも、角化歯肉（付着歯肉）の幅が少ない部位や、薄い歯肉、小帯の位置異常、歯頸部のくさび状欠損（アブフラクション）、叢生などの歯列不正によってプラークコントロールが困難な部位も、根面う蝕の発生リスクが高く、要注意です。一方、歯肉退縮がない小児や青少年には、根面う蝕は認められません。

　露出した歯根は、う蝕抵抗性の高いエナメル質で覆われた歯冠とは異なり、象牙質がX線写真にも写らないほど薄いセメント質に覆われているだけです。よって、細菌に対して無防備な環境下にあります。

　通常、根面う蝕は露出した歯根に発症するので目視できます。しかし、根分岐部病変の場合はトンネル状態のために直視が困難で、X線写真と探針などによる触診がおもな診査方法となります。また、フッ化ジアンミン銀による着色検知による検出法もあります（Point 参照）。

> **Point**
>
> **フッ化ジアンミン銀による根面う蝕の進行抑制**（参考文献[1]より転載）
>
> 　山賀らにより開発されたフッ化ジアンミン銀38％水溶液「サホライド」（ビーブランド・メディコーデンタル）は、1970年厚生省中央薬事審議会において、う蝕の進行を抑制する有効な薬剤であることが判定された。フッ化ジアンミン銀は硝酸銀とフッ化物の特長を兼ね備えており、銀イオンとフッ化物イオンが歯質の有機質および無機質にそれぞれ作用してタンパク銀、リン酸銀およびフッ化カルシウムを生成することにより、石灰化の促進、軟化象牙質の再石灰化、象牙細管の封鎖、抗菌性、抗酵素性、プラークの生成抑制などの効果があるとされている。
> 　術式はいたって簡単である。製造者の添付文書に従えば、小綿球に本剤を染み込ませ、乾燥した歯面に3〜4分間塗布し、水洗あるいは洗口する。この処置を2〜7日間隔で3回程度繰り返す。以後3〜6カ月ごとに経過観察してう蝕の進行状態を確認し、必要に応じて追加塗布を行う。

Q1 根面う蝕のデンタルX線写真
根面う蝕があると思われる場所を丸で囲みましょう。そして、対処法を考えて書き出してみましょう。

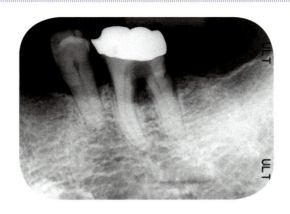

【根面う蝕の対処法】

Q2 歯冠部う蝕と根面う蝕のデンタルX線写真
歯冠部う蝕と根面う蝕があると思われる場所をそれぞれ丸で囲みましょう。そして、考えられる要因と対処法を考えて、書き出してみましょう。

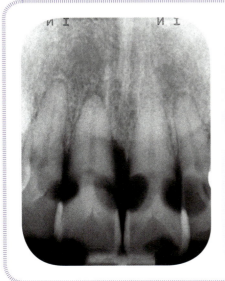

【考えられる要因】

【対処法】

Q1 A 本症例は、11年にわたるサポーティブペリオドンタルセラピー（SPT）で、6⏌の根分岐部病変に歯肉の炎症やう蝕もなく経過していました（**図1**）。しかし、76歳という高齢に伴ってトンネル状の根分岐部病変3度の6⏌にセルフケアで歯間ブラシを使いこなすのは難しいと訴え始めました。そのような矢先、SPTで来院された際に、根分岐部に折れた歯間ブラシを見つけました（**図2**）。

それ以来、歯間ブラシの代わりに細いワンタフトブラシとフッ化物配合の歯磨剤を併用していましたが、1年も経ないうちに根面う蝕が発生しました。

Q2 A 赤丸（○）部は切端から始まった歯冠部う蝕で、通常のエナメル質と象牙質の実質欠損がみられるC_2の状態でした。本症例の場合は、切端の咬耗や亀裂から細菌に感染したと考えられます。通常、歯冠部から始まるう蝕は硬いエナメル質の層があるため、表面のう窩は小さく見えますが、象牙質で広範囲に崩れていることがあります。本症例も咬合面観の口腔内写真（**図3**）で確認すると、赤丸切端部分のう窩は小さく見えますが、デンタルX線写真では予想外に大きな透過像、つまりう窩が形成されていることがわかります。

青丸（○）部はセメント-エナメル境（CEJ）

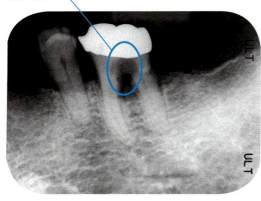

【根面う蝕の対処法】
- 臼歯の根分岐部病変では、着色してもよいのでフッ化ジアンミン銀を塗布する
- セルフケアでは、1,450ppmのフッ化物配合歯磨剤を使用する

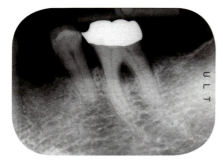

図❶ SPTで安定した良好な状態（2006年、当時65歳）

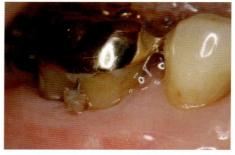

図❷ 3度の根分岐部病変から折れた歯間ブラシの先が出てきた状態（2016年、当時76歳）

から始まった根面う蝕で、歯頸部に沿って広範囲に歯質が溶けているように見えます。

本症例は根管治療後、補綴処置を行いました（図4）。しかし、大きなう蝕のために修復補綴物のマージンを歯肉縁下に設定せざるを得ず、予後が不良のため、二次う蝕の経過観察とその対応が必須です。

●

本項で取り上げた2症例の根面う蝕は、いずれも進行が早く、象牙質の破壊が広範囲にわたります。また、患者さんの年齢はともに70歳代と高齢で、第二・第三象牙質の添加や髄腔内歯髄の石灰化[1]が起こり、「しみる」、「痛い」などの自覚症状が乏しいことも覚えておきましょう。

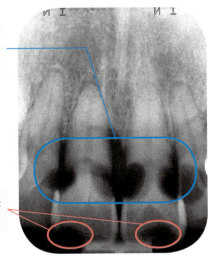

セメント-エナメル境から始まった根面う蝕

切端から始まった歯冠部う蝕

【考えられる要因】
- 年齢：初診時は70歳
- 全身既往歴：多発性脳梗塞、高血圧症、大腸がん手術、睡眠導入剤等服用中、口腔内の乾燥あり、甘党

【対処法】
- 服用中の薬の影響も考えられるが、口腔内の乾燥があるため、糖分摂取の改善
- フッ化物の応用。フッ化ジアンミン銀の着色が気になる部位は3.8%を使用

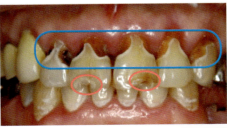
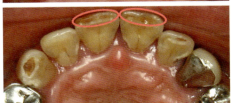

図❸　Q2の口腔内写真。赤丸部は歯冠部う蝕を、青丸部は根面う蝕をそれぞれ示す

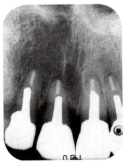

図❹　Q2の経過

2章　う蝕におけるX線読影のきほん　59

Further steps

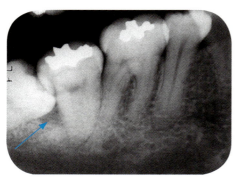

図❺ 初診時。矢印部に骨吸収を認める

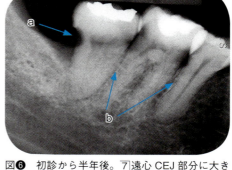

図❻ 初診から半年後。7┐遠心 CEJ 部分に大きな透過像を認める(a)。また、歯根の近接が起こっている（b）

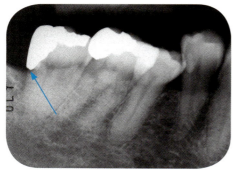

図❼ インレーによる補綴処置後

これも根面う蝕？

　右下の疼痛を主訴に来院し、8┐を抜歯しました（図5）。半年後、7┐に違和感を訴え、同部の歯肉縁下は目視での判断が難しいため、デンタルＸ線写真を撮影して確認すると、7┐遠心のCEJ部分に大きな透過像を認めました（図6、矢印a）。その後、7┐にインレーによる修復（図7）を行って経過観察していますが、歯肉縁下のため、予後が心配です。

　本症例のデンタルＸ線写真でまず注意したいのが、図5の矢印部です。8┐があるために骨吸収を起こしており、抜歯後、7┐遠心に垂直性骨欠損が起こらないか、予後に注意が必要です。

　もう一点、8┐が近心傾斜して遠心方向から押している状態であったため、7┐と6┐、6┐と5┐に歯根の近接が起こっています（図6、矢印b）。この部位は、スケーリング時に器具の挿入角度や操作が困難です。

【参考文献】
1）日本歯科保存学会（編）：う蝕治療ガイドライン第2版. http://www.hozon.or.jp/member/publication/guideline/file/guideline_2015.pdf（2019年5月27日最終アクセス）

協力 愛知学院大学 歯学部 歯科放射線学講座　朝日大学 歯学部 口腔病態医療学講座 歯科放射線分野

新しい口内法撮影システム
スマート撮影

スマートウィング(スマート撮影)
撮影動画をネットで公開中！
URL:https://youtu.be/Maq8dzohPiI

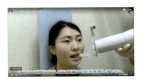

スマート撮影スターターセット

スマート撮影に必要な機材すべて入った
お得なセット価格
￥14,000

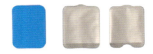

- 咬んでコーンを合わすだけの**簡単設定**
- 可動式ＩＰ保持部で**痛みを軽減**
- 矩形絞りと遮蔽Ｐで頭部の**被曝を軽減**
- １０本入りで診療中の**衛生作業軽減**

セット内容
スマートウイング　10本
矩形絞り付リング　1個
遮蔽プレート(サイズ2)　5枚
フラットバッグ(サイズ2)　500組
唾液感染予防袋 500枚

スマートグリップ　手持ち型口内法ＩＰ・Ｘ線撮影用デバイス

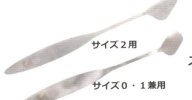

サイズ２用
サイズ０・１兼用

スマートグリップＩＰ
(クラスⅠ 28B3X00009000035)
各１本 ￥7,000

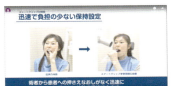

スマートグリップＣＣＤ
(クラスⅠ 28B3X00009000037)
１本 ￥13,000

可動します！

スマートグリップ(スマート撮影２)
撮影動画をネットで公開中！
URL:https://youtu.be/vudTW490liU

- **全ての歯**を自在に設定
- 保持姿勢に無理なく患者様の**負担軽減**
- **純チタン製**で軽量・金属アレルギー対応
- 従事者が保持する場合の**被曝も軽減**

パノラマ用カセッテ＆増感紙セット

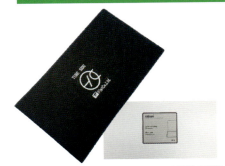

ソフトカセッテ＆増感紙
希望小売価格
￥30,000

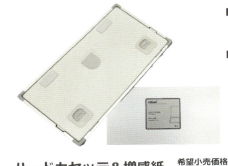

ハードカセッテ＆増感紙
希望小売価格
￥45,000

- レギュラー(BLUE)
  オルソ(GREEN) **同価格**
- **単品販売もございます**

ソフトカセッテ　希望小売価格 ￥6,500
パノラマ増感紙　希望小売価格 ￥25,000

弊社ホームページで
製品を紹介しております
ぜひご確認ください

製造・販売元　**株式会社フラット**
〒658-0023 神戸市東灘区深江浜町141-4　URL:http://www.k-flat.co.jp/
TEL:078-412-2345(代表)　FAX:078-412-2028

取扱い品目
歯科用レントゲン自動現像機(明室用、暗室用)・現像処理液
口内法エックス線撮影補助具・防護用品(防護衣・手袋他)

※表示の金額はいずれも税別となります

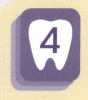

4 根尖病巣

村上 充[1]　村上惠子[2]
東京都・村上歯科医院　1）歯科医師　2）歯科衛生士

　う蝕や歯周病によって歯髄に細菌感染が起きたり、外傷によって歯髄に壊死が生じたりした場合、歯髄疾患となって根管治療（歯内療法）が必要になることがあります。

　歯髄は血管や神経線維を含む軟組織であるため、X線写真で直接見ることはできません。打診や問診で得た自発痛などの自覚症状に加え、根尖部相当に現れる腫脹やサイナストラクト、電気歯髄診査による生活反応の有無を確認をすることが必須で、それらを併用して診断を確定します[1]。

　電気歯髄診断器は、弱い電流刺激を歯髄に与えることで、歯髄の生死や病態を評価します。ただし、大きな金属修復治療が施されている患歯や、心臓ペースメーカーが埋め込まれている患者さんには禁忌の診査方法であることを、歯科衛生士も認識しておきましょう[2]。

> **Point**
>
> ● 歯髄炎
> 　う蝕が進行して歯髄にまで達すると、歯髄炎となります。炎症が元の正常な状態に回復する場合（可逆性歯髄炎）は歯髄を除去する必要はありませんが、回復しない場合（不可逆性歯髄炎）は抜髄する必要があります。
>
> ● 歯髄壊死
> 　歯髄炎を放置しておくと、歯髄の組織や細胞が死んでしまい、歯髄壊死となります。この状態では、温度刺激による痛みは感じなくなります。また、外傷によって脱臼した歯が歯髄壊死となることもあります。なお、細菌感染によって歯髄が壊死した場合は、歯髄壊疽となります。
>
> ● 根尖性歯周炎
> 　根尖を越えて顎骨の中まで炎症が進行すると、根尖性歯周炎と呼ばれる状態になります。う蝕を治療せずに放置して根尖性歯周炎にまで進行することもありますが、一度根管治療を行った歯が根尖性歯周炎となる頻度のほうが高いことがわかっています。X線写真上では、根尖部にX線透過像が認められるようになり、根尖病巣と呼ばれます。

Q1 根尖病巣のデンタルX線写真

根尖病巣がある部位を丸で囲みましょう。そして、どのような治療が必要かを考えて、書き出してみましょう。

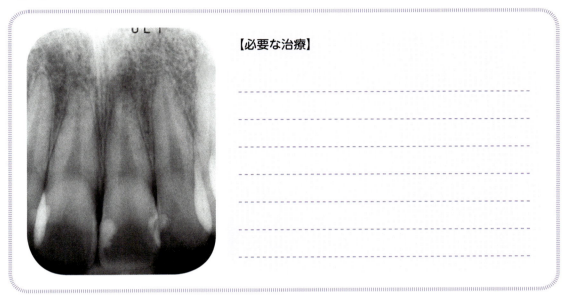

【必要な治療】

Q2 根尖病巣の原因は？

根尖病巣がある部位を丸で囲みましょう。そして、どの歯に何が原因で問題が生じたのか、対処法も考えて書き出してみましょう。

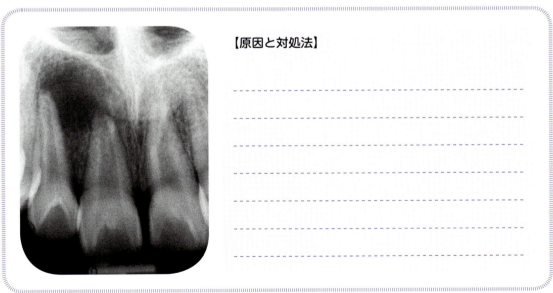

【原因と対処法】

2章 う蝕におけるX線読影のきほん

Q1 A

|1 に根尖病巣を認めます。答えがわかってからもう一度デンタルX線写真を見てみると、根尖病巣らしきものが何となく見えると思います。しかし、他の情報がなく、デンタルX線写真だけでは判断できません。とくに歯髄炎や歯髄壊死（壊疽）の初期段階では、まだ根尖部に透過像のような変化はみられないことがあります。

本症例の場合、二次う蝕によってCR充填を何度か再治療していたなどの過去のデータと、自覚症状として疼痛を訴えて来院したこと、さらに電気歯髄診査で反応がないなどの結果を総合して判断し、根管治療を行いました（**図1**）。

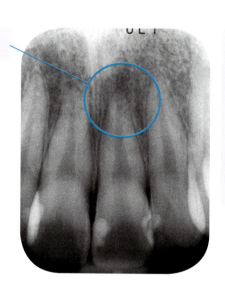

根尖病巣

【必要な治療】
1. |1根尖部に根尖病巣と思われる透過像がみられる
2. 隣接面う蝕でCR充填を行っていたが、二次う蝕で再治療をしている
3. 自覚症状（根尖相当部の圧痛）の訴えあり
4. 電気歯髄診断で反応なし
   以上より、歯髄壊疽による根尖性歯周炎と診断。根管治療を実施

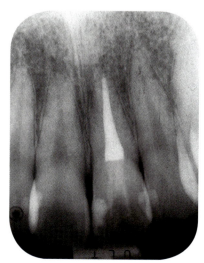

図❶　Q1の根管治療後

Q2 A

よく見ると、歯髄がかなり太いことに気がついたでしょうか？本症例は13歳の中学2年生で、3日前にバスケットボールが当たった 2| に疼痛が起きたために来院し、打診痛と動揺を認めました。投薬をして経過をみていましたが、4日後の夜に痛みが増し、サイナストラクトを形成して排膿し始めたため、歯髄壊死と診断をして、やむを得ず根管治療を実施しました（図2）。

透過像はその後も変化がなく、むしろ拡大しているように見えましたが、他に症状がみられなかったため、メインテナンス時に注意しながら、経過を観察しました。

外傷から2年後、当初は電気歯髄診査で生活反応があった 1| の反応がなくなったため、根管治療を行ったところ、根尖部に生じていた大きな透過像は消失しました（図3）。

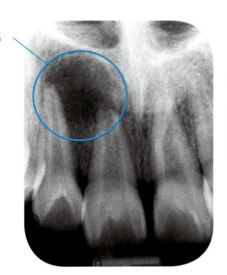

根尖病巣

【原因と対処法】
- 2| は打撲による歯髄壊死。根尖の透過像は 1| の根尖にまで及んでいるが、電気歯髄診査は正常な反応があり、経過観察とした
- 2年後の電気歯髄診査で反応がなくなったため、こちらも根管治療を実施した

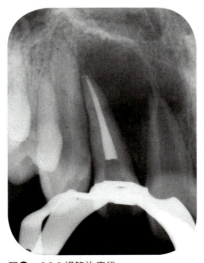

図❷　Q2の根管治療後

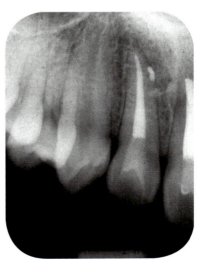

図❸　Q2の2年後

Further steps

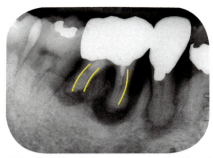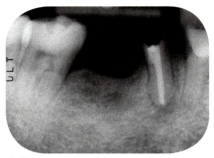

図❹　根尖性歯周炎のデンタルX線写真。左：初診時、右：約2年後

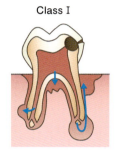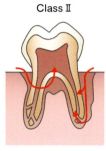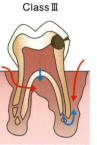

図❺　原因に基づいたエンド-ペリオ病変の分類。ClassⅠ：歯内疾患を主因とするもの、ClassⅡ：歯周炎を主因とするもの、ClassⅢ：独立した歯内疾患と歯周炎が進行した結果連続したもの（参考文献3)より引用改変）

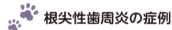 根尖性歯周炎の症例

　デンタルX線写真（**図4左**）に写っている6⏋の3根に現れた透過像は、近心根には破折があり、あとの2根は歯髄疾患を原因とする歯髄壊死の状態と思われます。歯周組織検査では、歯周ポケットが近心部で11mm、遠心部も7mmと根尖に到達する状態で、エンド-ペリオの病変分類（**図5**）ではClassⅢで、抜歯に至りました。

　5⏋も、デンタルX線写真では歯根周辺に透過像がみられます。歯周組織検査では歯周ポケットが近心部で5mm、遠心部で6mmと根尖には至っておらず、ClassⅠと判断しました。修復補綴物は不適合で、二次う蝕を認めたために除去し、その後、根管治療を行いました。

　図4右は約2年後のデンタルX線写真です。義歯の支持歯として使用できるかを判断するため、根面を残した状態で経過を観察しました。歯周組織検査結果では、歯肉溝が2〜3mmの状態でした。

　う蝕や二次う蝕、根面う蝕は、予防や再発といったかたちで歯科衛生士がかかわることが多いです。一方、根尖病巣への対応は直接かかわる機会が少ないと思います。しかし、突然現れた垂直性の急性症状などの原因が、歯髄疾患なのか、歯周組織疾患なのかを見極めるためには、過去のX線写真で確認することも必要です。

【参考文献】
1）黒﨑紀正，小野瀬英雄，住友雅人，他（編）：イラストレイテッド・クリニカルデンティストリー2 歯・歯髄・歯周組織の疾患．医歯薬出版，東京，2001．
2）Gunnar Bergenholtz，他：バイオロジーに基づいた実践歯内療法学．クインテッセンス出版，東京，2007．
3）栃原秀紀，松田光正，熊谷真一（編著）：歯科衛生士のためのX線写真パーフェクトBOOK これでカンペキ！撮影補助＆臨床応用．デンタルハイジーン別冊，2011．

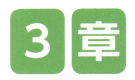

歯周病における
X線読影のきほん

3章 歯周病におけるＸ線読影のきほん

軽度歯周炎

池田育代[1]　廣瀬理子[2]

東京都・武田歯科医院　1）歯科衛生士　2）歯科医師

　軽度歯周炎とは、慢性歯周炎のなかでも初期段階で、歯肉炎から慢性炎症へと移行し、歯槽骨の吸収が起こり始めた状態です。早期に発見して適切な処置を行えば治癒し、その後もメインテナンスの継続により、よい状態で経過観察できます。

　軽度歯周炎の問題点は、中等度や重度歯周炎と異なり、自覚症状が少ないために発見が遅れる場合が多いことです。う蝕や他の主訴で来院した患者さんの診査で、Ｘ線写真や歯周組織検査によって発見されるケースが多いように思います。本項で取り上げるケース（図1）も、欠損部位への補綴処置を希望されて来院し、各種検査にて軽度歯周炎が認められました。

　パノラマＸ線写真や歯周組織検査結果、口腔内写真を確認しながら、軽度歯周炎を見つけるポイントを考えてみましょう。

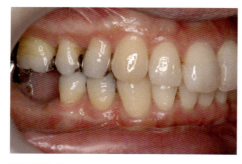
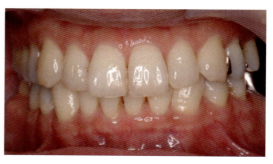

図❶　39歳、男性、新聞社勤務。主訴は6⏌欠損部への補綴処置（インプラント）。既往歴なし、非喫煙、BOP29.6％、4mm以上の歯周ポケット10％。赤字は出血を示す

Q1 軽度歯周炎のパノラマ X 線写真

6̄ 欠損部の歯槽骨の状態（透過像）をよく観察し、抜歯してからどれくらいの期間が経過しているのかを考えてみましょう。また、全体的な水平性骨吸収と、部分的な垂直性骨吸収の部位の歯槽骨に沿って、ラインを引いてみましょう。

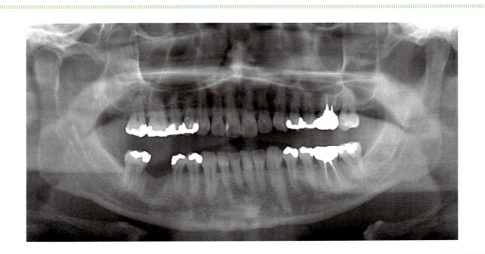

Q2 パノラマ X 線写真で確認できる特徴

修復補綴物が入っている部位を確認し、図1の歯周組織検査結果と照らし合わせて、気づいたことを書き出してみましょう。

【気づいたこと】

3章　歯周病におけるX線読影のきほん　69

Q1 A

　歯槽骨頂にラインを引くことで、歯頸部がセメント－エナメル境から少し下に位置し、水平性骨吸収が始まっていることがわかります。患者さんの自覚症状はないものの、年齢や歯周組織検査結果と合わせて考えると、軽度歯周炎が始まっていることがうかがえます。また、わずかですが、垂直性骨吸収が始まっているようにみられる部位もあります。

　6⌋が抜歯に至った原因をみていくと、舌側歯槽骨の骨量があり、抜歯窩周囲の骨吸収も少なく、両隣在歯との間の骨梁も確認できることなどを考えると、歯周炎による部分的な水平・垂直性骨吸収は認められません。それらを踏まえると、歯周炎ではなく、⌊6と同じように失活歯になってからの破折であると予測できます。

　⌊6の抜歯時期については、X線写真上で抜歯された歯根の形がわかるほど、境界が明瞭な透過像になっています。個人差はありますが、時間（通常4～6ヵ月以上）が経過すると境界が不明瞭な透過像となり、もとの歯根の形がわかりにくくなります。抜歯直後は境界線が明瞭であるため、本症例は抜歯後約1ヵ月の状態と考えられます。

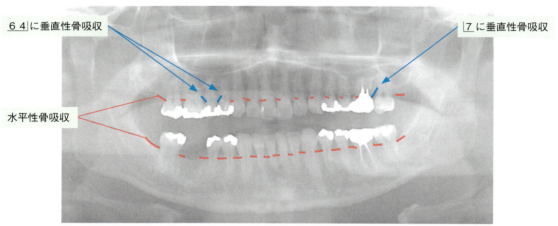

6 4⌋に垂直性骨吸収
水平性骨吸収
⌊7に垂直性骨吸収

（濃度50％にて掲載）

Point

軽度歯周炎および抜歯窩の診査・診断・治療

　1歯単位でみた場合、歯周ポケットが4mm未満で、歯槽骨の吸収またはアタッチメントロスが歯根長の1/3以下で、かつ根分岐部病変がないものが軽度歯周炎です。診断では、罹患歯数も考慮します。
　歯槽硬線の明瞭さや連続性が消失した場合には、骨吸収が始まっています。この際、水平性・垂直性骨吸収の違いについても確認します。垂直性骨吸収があり、歯根膜腔の拡大・肥厚や、根分岐部の骨吸収、セメント質の肥厚、歯根周囲の骨密度の上昇などがある場合には、咬合性外傷と診断できます。
　抜歯窩は、抜歯直後は骨吸収像が黒く見え、場合によっては歯槽硬線様の白線が観察され、周囲骨との境界は明瞭になっています。時間（通常4～6ヵ月）の経過とともに、周囲骨から新生骨が抜歯窩を埋めていくので、骨吸収像が徐々に不明瞭になります。また、歯槽骨頂部の皮質骨の閉鎖も起こるため、それらの状態によって治癒過程を推測できます。（廣瀬理子）

Q2 A

歯周組織検査の結果と照らし合わせることで、X線写真だけでは不確かなこともみえてきます。

6|遠心には歯石の付着が認められるだけではなく、歯周ポケットは4mmで出血があります。他の出血部位も修復補綴物が入っている歯に多くみられることから、プラークの停滞が原因ではないかと予測できます。他にも、|6遠心には修復補綴物の不適合があり、その対合である6|根分岐部に、わずかですが透過像ができているように見えます。さらに、|7と7|近心に歯根膜腔の拡大など、力による負担も認められます。これらは、口腔内写真（図2）でも確認できます。経過を図3に示します。

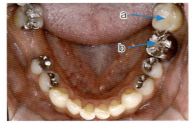

7|近心に歯根膜腔の拡大
6|遠心に歯石
7|根尖に透過像
|6 遠心に修復補綴物の不適合
|7/7|の歯根膜腔の拡大
|6 根分岐部の歯根膜腔拡大

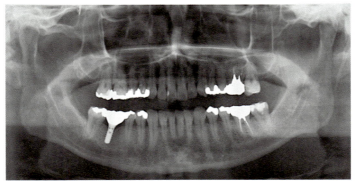

図❷　口腔内写真で確認できる力による負担。a：咬合面が咬耗している。b：修復補綴物の表面が削れ、シャイニングスポットや粗造になっている部位が確認できる。|6根分岐部には透過像もあることから、定期的なX線写真撮影や歯周組織検査で今後の変化を注意してみていく必要がある

図❸　定期健診時のパノラマX線写真。インプラント周囲の不透過像が増え、骨の添加が確認できる

3章　歯周病におけるX線読影のきほん　71

3章 歯周病におけるX線読影のきほん

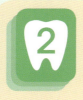

中等度歯周炎

池田育代[1]　廣瀬理子[2]
東京都・武田歯科医院　1）歯科衛生士　2）歯科医師

中等度歯周炎とは、組織破壊が進み、ある程度歯周炎が進行した慢性疾患です（図1）。個人差はありますが、何らかの自覚症状が現れます。軽度歯周炎と異なり、病状が安定しても、部分的に深い歯周ポケットを残したままサポーティブペリオドンタルセラピー（SPT）へと移行する場合もあります。また、身体の免疫反応（抵抗力）の変化によっては炎症が再発するなど、メインテナンスを怠ると重度歯周炎へと移行するケースが多いように思います。それを防ぐために、中等度歯周炎では、軽度歯周炎と重度歯周炎のどちらに近い状態なのか、リスクをしっかりと把握して患者さんと情報共有することが重要です。

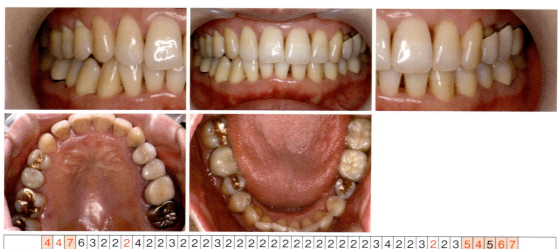

図❶　Q1、Q2の口腔内写真およびプロービングチャート。初診時42歳の女性、主婦。主訴は、疲れると奥の歯肉が腫れる。特記事項として、20歳ごろから歯周炎の自覚があり、母親も歯周炎。夫の転勤で歯科治療は途絶えがち。全身的既往歴なし、非喫煙。BOP64.2％、4mm以上の歯周ポケット36.9％、動揺歯6歯。赤字は出血、赤アミは排膿部位を示す

デンタルX線写真 10 枚法

Q1 垂直性骨吸収の部位と、その程度（歯根長に対してどのくらい吸収しているか）を確認しましょう。また、歯石や修復補綴物の不適合、歯根膜腔の拡大、根分岐部病変や根尖病巣を見つけて、それらの箇所に矢印を書き込んでみましょう。

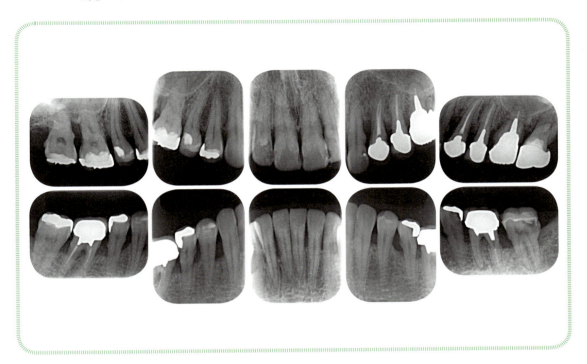

病態の考察

Q2 Q1のデンタルX線写真10枚法と図1の歯周組織検査の結果（出血や排膿、動揺）と照らし合わせて、Q1の結果とともに病態を考察して書き出してみましょう。

【病態】

3章 歯周病におけるX線読影のきほん

Q1 A 本症例は、患者さんに歯周炎の自覚があり、来院は途絶えがちではあるものの、歯科を受診されています。口腔内写真だけでは炎症反応がわかりにくいですが、デンタルX線写真10枚法で確認すると、硬組織破壊が進んでいることがわかります。病状を安定させるためにも、口腔内所見や歯周組織検査結果と合わせて診査することが必要です。

デンタルX線写真10枚法では、垂直性骨吸収部位の程度（歯根長に対して1/3〜1/2の吸収）や、不適合修復補綴物の状態（あきらかな段差や修復補綴物の隙間に透過像）が確認できます。また、6|6には根分岐部病変による透過像があり、さらに6|根分岐部には歯石の付着、|6近心根には根尖病巣も認められます。加えて、歯根膜腔の拡大（6 7近心）などもよくわかります（本項では、う蝕や二次う蝕のチェックは省いています）。

Q2 A 歯槽組織検査結果と照らし合わせながらデンタルX線写真10枚法を確認してみると、左右臼歯部の動揺度が大きい歯の歯根膜腔はどのように写っているでしょうか。

とくに|7は動揺度3度で、近心は歯根の周りに黒く縁取ったような透過像が確認できます。また、歯周ポケットが深い7|7遠心部位においては、口蓋根と遠心頬側根が確認できることや、骨吸収の程度などと合わせて考えると、歯周ポケットを触診する前に根分岐部の開口が予測できるので見落としを防ぎ、歯周基本治療やメインテナンス時に根分岐部への配慮が必要であると判断できます。

歯周組織検査の結果から、とくに臼歯部に大きな炎症反応を認めます。歯肉縁下歯石が確認できる部位には検査結果で出血や排膿があり、慢性的な細菌の活動が裏づけられ、それはデンタルX線写真10枚法で歯槽硬線がはっきりせず、消失していることからもわかります。また、口腔内写真では、5 4|4 5にくさび状欠損があることから（図1）、咬合性外傷にも注意が必要です。

このように、デンタルX線写真10枚法だけではわからないことも、歯周組織検査結果や口腔内写真と合わせて観察すれば、病態をより正確に捉えることができます（**図2〜4**）。

Point

中等度歯周炎の診査・診断・治療

中等度歯周炎は、歯槽骨吸収度またはアタッチメントロスが歯根長の1/3〜1/2程度で、根分岐部病変があるものです。本項で取り上げたケースのように、部分的に重度歯周炎を呈する場合もあります。

根面溝や大臼歯の根分岐部などが存在する部位は、垂直性骨吸収を呈する場合が多く、また咬合性外傷や不適合修復補綴物（オーバーカントゥアや歯の移動によるコンタクトロス）によって垂直性骨吸収が進行する場合もあります。

さらに、中等度歯周炎になると、歯の動揺や移動によって外傷性咬合を起こしていることもあり、X線所見と口腔内所見をより注意深く観察する必要があります。

治療方法は、積極的な歯周外科治療や補綴治療などが必要となることが多く、再評価時の検査も重要です。（廣瀬理子）

Q1：A

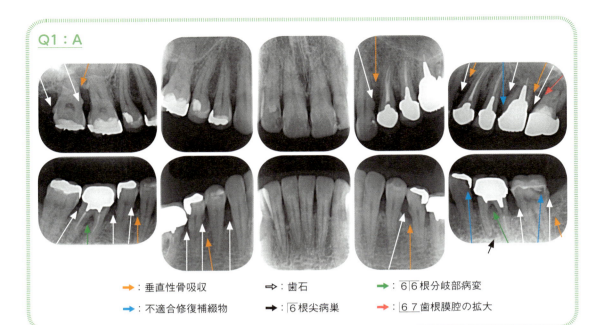

➡ ：垂直性骨吸収　　⇨ ：歯石　　➡ ：6̄|6̄根分岐部病変
➡ ：不適合修復補綴物　➡ ：|6̄根尖病巣　➡ ：6̄|7̄歯根膜腔の拡大

Q2：A

- 出血・排膿がある部位には歯石沈着も多い
- 炎症の強い部位は歯槽硬線や骨梁もはっきりしない
- 炎症がなくなると図4のように歯槽硬線や骨梁も確認できる
- X線写真で骨吸収が進んでいる場合の上顎大臼歯は根分岐部開口部（3ヵ所）に注意が必要

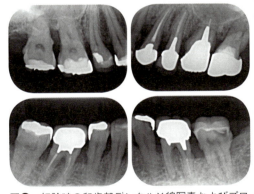

	4	4	7	6	3	2	2	2	4	2	2	3	4	2	2	3
	7	5	6	6	2	3	4	2	3	2	2	3	5	2	2	3
動揺度		2				1							1		1	
		7			6			5			4			4		
動揺度									1							
	6	5	4	6	5	6	6	6	2	4	4	2	2	6	2	4
	5	4	5	6	4	6	6	2	5	2	2	4	3	2	3	5

2	2	3	5	4	5	6	7
5	2	2	3	2	5	6	3	5	4	3	6
					3	
	5			6			7
5	4	6	4	6	4	6
3	2	3	5	2	4	4	2	5	5	3	6

図❷　初診時の臼歯部デンタルX線写真およびプロービングチャート

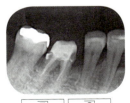
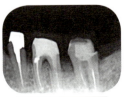

7̄			6̄		
5	5	3	4	3	3
5	2	3	3	2	2

6̄			7̄		
3	2	4	4	3	5
2	2	2	3	2	3

図❸　歯周基本治療後1ヵ月。FOPを予定

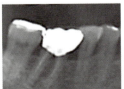
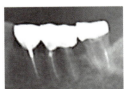

7̄			6̄		
4	4	3	3	3	3
4	2	3	3	2	2

6̄			7̄		
3	2	3	3	2	3
2	2	3	3	2	3

図❹　FOP後の経過（パノラマX線写真をトリミング）

3 重度歯周炎
水平性骨欠損と垂直性骨欠損

塚本佳子[1]　松島良次[2]
東京都・松島歯科医院　1）歯科衛生士　2）歯科医師

　歯周炎は、歯周組織の破壊を特徴とする炎症性疾患です。重度になると歯肉は発赤・腫脹し、出血を伴う歯周ポケットが非常に深くなり、排膿を伴うこともあります。また、歯槽骨が歯根の2/3以上吸収し、歯根が露出して歯の動揺がみられるようになります。

　歯周炎の進行状態を口腔内所見とX線写真を併せて診査することは、診断やその後の治療方針を決めていく重要な手がかりとなります。

　歯周炎によって生じる歯槽骨の欠損形態は、骨吸収の状態によって「水平性骨欠損（図1）」と「垂直性骨欠損（図2）」に分けられます。また、歯槽骨の吸収が根分岐部に波及した場合には、「根分岐部病変」として特徴的な骨欠損形態がみられるようになります。

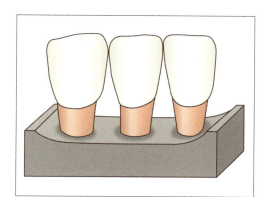

図❶　水平性骨欠損は、炎症によって口腔内に均一に生じた骨吸収で、骨の吸収量が多くても急激な変化が起こりにくく、比較的治癒しやすい病態である。骨縁下に欠損がない状態のため、SRPなどの非外科的治療でも比較的安定した予後が得られることが多いといわれている。ただし、X線写真上では単純な水平性骨欠損に見えても、頬舌的に厚い骨壁が存在する骨縁下欠損の場合があるので、注意が必要である

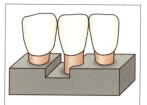

a：1壁性

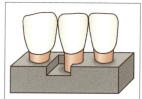

b：2壁性

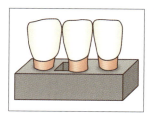

c：3壁性

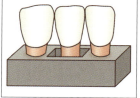

d：4壁性

図❷a～d　垂直性骨欠損は、根面を背にして周囲に骨の壁がどれだけ存在するかにより、1～4壁性に分類される。骨壁が多い3壁性の骨欠損は比較的改善しやすく、骨壁が少ない1～2壁性の骨欠損は改善しにくいとされている（Glickman I, Carranza FA : Glickman's Clinical Periodontology より引用改変）

Q1 重度歯周炎の水平性骨欠損

歯槽骨の吸収量の程度やその形態をよく観察して、X線写真に現れているa〜dの部位が何か、書き出してみましょう。

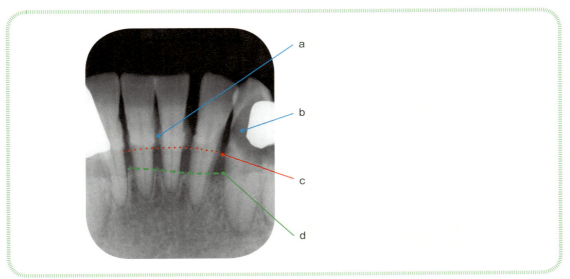

Q2 重度歯周炎の垂直性骨欠損

水平性骨欠損と比較して、5 にどのような形態で骨欠損が生じているか、また 6 の周囲組織の変化も観察してa〜cの部位が何か、書き出してみましょう。さらに、5 周囲の歯槽骨の吸収形態を三次元的に予測して、歯肉と歯槽骨のラインを引いてみましょう。

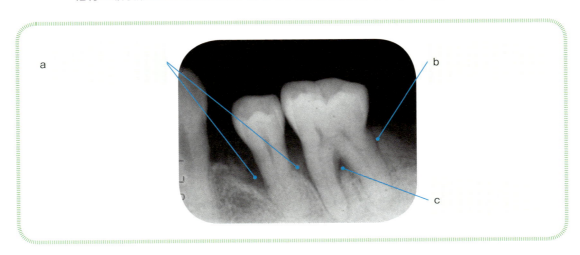

3章 歯周病におけるX線読影のきほん

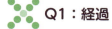

患者は60歳、女性（初診時1990年7月：**図3**）。下顎前歯部において、歯根の3/4以上の歯槽骨の吸収が水平的に進行しています。歯根には多量の歯石が沈着しており、それに伴い根面が粗造になっています。歯肉のラインも、セメント－エナメル境より大幅に下がり、アタッチメントロスが生じて歯根が露出していることがうかがえます。著しい歯根膜腔の拡大はなく、歯周ポケットの深さは4mm前後です。また、3には大きなう蝕がみられます。

Q1：経過

初診から15年経過後（2005年10月：**図4**）、歯槽骨の吸収量はほぼ変化しておらず、歯槽硬線も明瞭です。根面に歯石沈着もみられず、根面が滑沢になっています。歯肉溝も3mm以内と落ち着いています。遠心に移動していた2が自然移動し、1|2間の離開が閉じています。

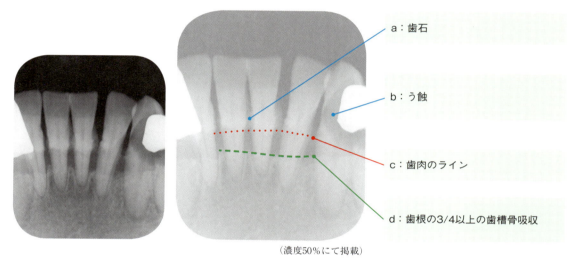

a：歯石
b：う蝕
c：歯肉のライン
d：歯根の3/4以上の歯槽骨吸収

（濃度50％にて掲載）

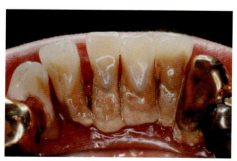

図❸　初診時の口腔内写真

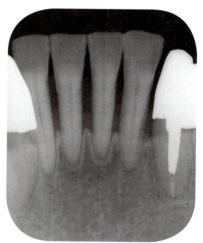

図❹　初診から15年経過（2005年10月）

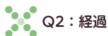 患者は49歳、男性（1993年2月）。5⏌6の近心に垂直性骨欠損が、⏌6の歯根間部に根分岐部病変がみられます。垂直性骨欠損の部位は、骨縁下ポケットになっていると考えられます。

歯根に重なっている部分の透過性の判断が難しいため、2壁性や3壁性の骨欠損をX線写真のみで判断するのは困難です。できるだけ質の高い資料をもとに、イメージしながら把握することが大切です（図5）。

Q2：経過

現在、初診から26年が経過しました（図6）。5⏌6の垂直性骨欠損が平坦になっているのがうかがえます。⏌6の根分岐部の骨吸収も進行はみられずに安定を保っています。

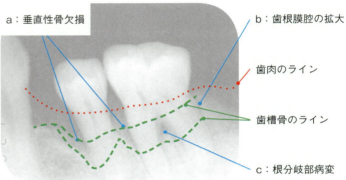

a：垂直性骨欠損
b：歯根膜腔の拡大
歯肉のライン
歯槽骨のライン
c：根分岐部病変

（濃度50％にて掲載）

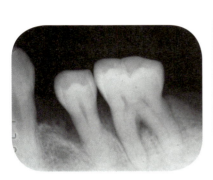

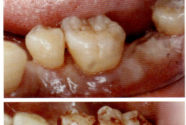
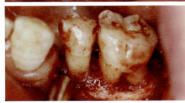

図❺　Q2の口腔内写真。上：初診時、下：FOP時（1993年2月）

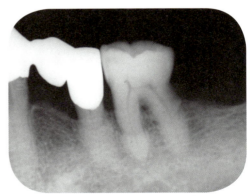

図❻　初診から26年経過（2019年4月）

> **Point**
> **重度歯周炎の読影ポイント**
> ● 歯槽骨の吸収が局所的なのか全顎的なのか、骨欠損のタイプが水平性なのか垂直性なのかを把握しましょう。
> ● X線写真と口腔内の状態、PPDや動揺度などの歯周組織検査と照らし合わせて、骨欠損の形態をイメージしてみましょう。

3章　歯周病におけるX線読影のきほん　79

Further steps

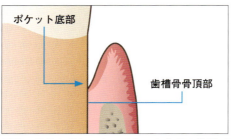

図❼ 骨縁上ポケット。ポケット底部の位置が歯槽骨骨頂部よりも歯冠側に位置する

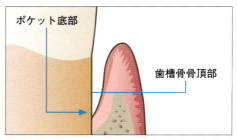

図❽ 骨縁下ポケット。ポケット底部の位置が歯槽骨骨頂部よりも根尖側に位置する

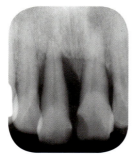 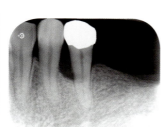 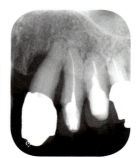

a：1 咬合性外傷　　b：5 咬合負担　　c：3 義歯の鉤歯

図❾ a～c　さまざまな垂直性骨欠損症例

骨縁上・縁下ポケット

　骨縁上ポケット（図7）は、ポケット底部の位置が歯槽骨骨頂部よりも歯冠側に位置し、水平性骨欠損の場合によくみられます。また、ポケット底部が骨頂部より根尖側に位置する場合は骨縁下ポケット（図8）と呼ばれ、垂直性骨欠損に多くみられます。骨縁下ポケットでは、器具の操作やアプローチが難しくなります。

垂直性骨欠損への対応

　垂直性骨欠損に影響を与えるおもな要素として、プラークや歯石の他に、咬合性外傷やブラキシズム、歯肉縁下マージンなどの不良補綴物、根面溝などの解剖学的形態があり、炎症のコントロールだけでは治療が難しいことが多いといわれています（図9）。

　垂直性骨欠損は骨吸収の進行が早く、治療が長期間に及ぶこともあります。進行度によって、歯周外科処置や歯周組織再生療法を行っても、予後は安定しにくいといわれています。

　また、歯周ポケットが残存したまま経過観察を行う場合には、水平性骨欠損に比べてリスクも残存し、悪化しやすいと考えられます。注意深く病状を観察し、患者さん自身にも状況を理解してもらい、情報を共有しながらSPTを継続するように導きましょう。

　私たち歯科衛生士が重度歯周炎に対応するためは、解剖学的な知識や資料を読み解く力を身につけること、歯周組織の破壊の程度を把握して骨欠損の形態をイメージすることがとくに重要です。

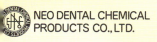

天然歯本来の歯面を

ノンフッ素歯面クリーニング

各種歯面処置前のクリーニングにご使用いただくことにより、天然歯本来の歯面を提供し、処置の効果を最大限発揮しうる環境を整えるプロケア用のペーストです。

Renewal

□ ホワイトニング前のクリーニングに
□ 補綴物装着前の清掃に
□ 矯正用のブラケット装着前に

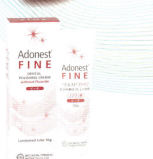

アドネスト® ファイン
歯面研磨材（仕上げ研磨）

ノンフッ素
ピーチフレーバー

■ 仕上げ研磨材（一般的名称：歯面研磨材）
■ 一般医療機器
医療機器届出番号 13B1X00154000022
■ 包装：50g

アドネスト® コース
歯面研磨材（粗研磨）

ノンフッ素
ライチフレーバー

■ 粗研磨材（一般的名称：歯面研磨材）
■ 一般医療機器
医療機器届出番号 13B1X00154000023
■ 包装：50g

製造販売業者

ネオ製薬工業株式会社
〒150-0012 東京都渋谷区広尾3丁目1番3号
Tel. 03-3400-3768（代） Fax. 03-3499-0613

お問い合わせ ☎ 0120-07-3768

※ご使用の際には取扱説明書をよく読んでお使いください。

ACAF1905

3章 歯周病におけるX線読影のきほん

4 根分岐部病変

塚本佳子[1]　松島良次[2]
東京都・松島歯科医院　1）歯科衛生士　2）歯科医師

　根分岐部病変とは、歯周病や歯髄疾患、咬合の問題など、さまざまな原因や誘発因子によって起こる、複根歯の歯根間部にみられる歯周組織病変です。その特徴として、歯根間部に水平的な歯周ポケットが形成されます（図1）。

　進行の程度によって臨床的な分類があり、治療法も異なります。水平的な根分岐部病変の進行の分類として、LindheとNymanの分類が広く使用されています（図2）。

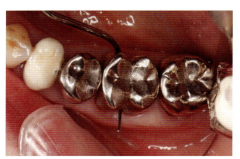

図❶　根分岐部病変3度の口腔内写真

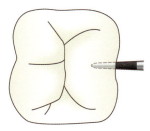 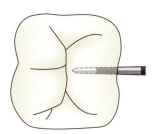 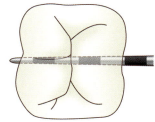

a：1度。水平的な歯周組織のアタッチメントロスが歯の幅径の1/3以内のもの

b：2度。水平的な歯周組織のアタッチメントロスが歯の幅径の1/3を超えるが、根分岐部をプローブが貫通しないもの

c：3度。根分岐部の付着が完全に破壊され、頬舌的あるいは近遠心的にプローブが貫通するもの

図❷ a～c　LindheとNymanの分類

根分岐部病変（1〜3度）のデンタルX線写真

根分岐部病変の位置と骨吸収の広がりをよく観察し、それぞれプローブがどのように入るかを予測して、イラストに描き加えてみましょう。また、根分岐部病変の進行度に加え、どのようなセルフケア指導を行うかも考えて書き出しましょう。

 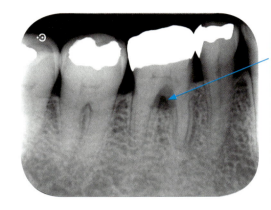

【根分岐部病変】＿＿＿度

【セルフケア指導】

＿＿＿＿＿＿＿＿＿＿＿＿＿＿＿

＿＿＿＿＿＿＿＿＿＿＿＿＿＿＿

＿＿＿＿＿＿＿＿＿＿＿＿＿＿＿

＿＿＿＿＿＿＿＿＿＿＿＿＿＿＿

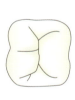 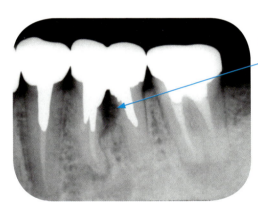

【根分岐部病変】＿＿＿度

【セルフケア指導】

＿＿＿＿＿＿＿＿＿＿＿＿＿＿＿

＿＿＿＿＿＿＿＿＿＿＿＿＿＿＿

＿＿＿＿＿＿＿＿＿＿＿＿＿＿＿

＿＿＿＿＿＿＿＿＿＿＿＿＿＿＿

 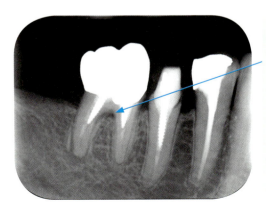

【根分岐部病変】＿＿＿度

【セルフケア指導】

＿＿＿＿＿＿＿＿＿＿＿＿＿＿＿

＿＿＿＿＿＿＿＿＿＿＿＿＿＿＿

＿＿＿＿＿＿＿＿＿＿＿＿＿＿＿

＿＿＿＿＿＿＿＿＿＿＿＿＿＿＿

A

● 1度（水平的な歯周組織のアタッチメントロスが歯の幅径の1/3以内のもの）

根分岐部の歯根間部にわずかに骨吸収がみられます。頰側から舌側に向かってプローブが3mm程度入りますが、近遠心的な骨吸収の広がりはなく、垂直的な歯周ポケットもありません。歯の形態によっては根分岐部付近の歯肉に発赤がみられたり、軟らかい状態になったりして、プラークが溜まりやすくなります。

■ セルフケア指導のポイント

歯ブラシの先端やワンタフトブラシを用いて、へこみの部分のプラークを除去してもらうとよいでしょう。

● 2度（水平的な歯周組織のアタッチメントロスが歯の幅径の1/3を超えるが、根分岐部をプローブが貫通しないもの）

根分岐部の歯根間部の骨吸収が垂直的に少し広がっていますが、水平的な骨吸収は頰側から舌側までは貫通して破壊されていません。プローブは頰舌的に2/3ほど入りますが、貫通していません。

隣接面の近遠心の骨吸収や、頰舌的に根分岐部付近以外に骨吸収がみられない場合は歯肉の退縮も少なく、根分岐部病変の進行を発見しにくいことがあります。プローブでの精密な診査と歯肉の炎症の状態をよく観察して、Ｘ線写真と併せて病変の進行度や原因を探る必要があります。

● 1度

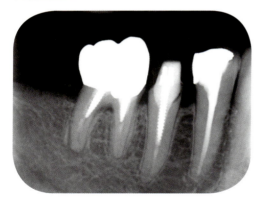

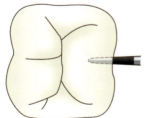

● 2度

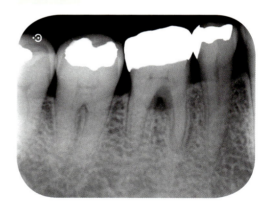

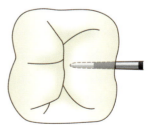

■ セルフケア指導のポイント

　根分岐部にはプラークが溜まりやすくなり、ケアが難しくなります。なるべくプラークを溜めないような工夫が必要です。生活歯の場合は、しみるなどの知覚過敏症状が現れることもあります。その場合は知覚過敏対応の歯磨剤を使用したり、ワンタフトブラシやウォーターピックなどの補助清掃用具を併用してもらうのもよいでしょう。

◉ **3度（完全に根分岐部の付着が破壊され、頬舌的あるいは近遠心的にプローブが貫通するもの）**

　根分岐部はスルー＆スルー（プローブが頬舌的に貫通する状態）で、歯根にパーフォレーションがあったため、歯根分割（セパレーション）されています。歯根分割してから20年経過していますが、数年前から徐々に根分岐部周辺の歯肉退縮と、垂直的な歯周ポケットが深くなっています。同時に、根頸部のう蝕が深部まで進行しているのも認められます。

　根分岐部病変が3度になると歯周外科処置や切除療法を施すことが多いですが、歯根の形態や、根分岐部を含む骨吸収の程度・形態によってはプラークが停滞しやすくなり、スケーラーなどの器具が到達しにくいため症状が悪化しやすく、セルフケア、プロフェッショナルケアともに難しくなります。

■ セルフケア指導のポイント

　根分岐部の病変をよく把握するとともに、個々の患者さんの器用さやブラッシングレベルに合わせて、歯磨剤や歯間ブラシ、ワンタフトブラシなどの補助清掃用具を選択します。また、プロフェッショナルケアにおける器具や補助清掃用具、薬液を用いた適切なアプローチが必要になります。

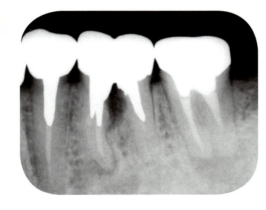
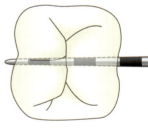

> **Point**
> ● 根分岐部病変の進行度の分類を参考に、水平的・垂直的なプロービング値とデンタルX線写真を照らし合わせて、骨吸収の広がりを想像して一致させてみましょう。
> ● 複根歯の解剖学的特徴を把握して、歯根の離開度、長さ、ルートトランクの長短なども観察してみましょう。
> ● 歯根形態ごとに、患者さんがどのようにしたらセルフケアをしやすいかを考えてみましょう。

Further steps

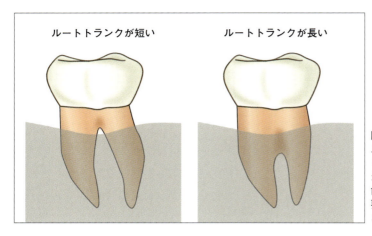

ルートトランクが短い　　ルートトランクが長い

図❸　根分岐部の解剖学的特徴と位置。ルートトランクが短いと根分岐部病変のリスクが高まる。一方、ルートトランクが長いと根分岐部病変のリスクは低いが、歯根形態がへこんでいる場合は注意が必要で、骨吸収が進行して根分岐部病変になると予後が悪いとされる

根分岐部病変の診査・診断

　根分岐部病変の診査・診断は、ファーケーションプローブとデンタルX線写真を併せて判断します。根分岐部病変は、歯周病の進行だけではなく、咬合の問題、根管充塡、う蝕、パーフォレーション、破折などによる歯質の損傷が原因となることもあるといわれています。また、ルートトランクの長さや歯根の離開度が進行の仕方や治療に影響を及ぼすと考えられています（図3）。

根分岐部病変への対応

　根分岐部病変になると、歯根の形態によってはプラークが停滞しやすくなり、セルフケアが困難になったり、スケーラーなどの器具が到達しにくくなったりして、アプローチが困難になるといわれています。
　1度の根分岐部病変を伴う歯周病については、SRPや根分岐部整形（ファーケーションプラスティ）、SPTなどにより、経過観察しながら対応することができます。

　2度以上の根分岐部病変を伴う歯周炎罹患歯は、歯周外科処置を含めた積極的な治療が必要になることもあります。大きく分けて、切除療法と歯周組織再生療法があり、歯周組織再生療法が適用されない場合に切除療法が選択されます。切除療法には、ルートセパレーションやルートセクション、トンネリングの処置法があり、罹患歯の動揺の程度や、歯根離開度の大小、ルートトランクの長短などの特徴により、処置方法が左右されます。

根分岐部病変の症例

1．下顎の根分岐部病変（図4）

　下顎第1大臼歯は2根が80％、遠心に2根ある3根が20％といわれています。
　1992年2月の初診時に、6⃣の3根間に根分岐部病変が認められました。6⃣は生活歯のため、歯冠修復処置のみが施され、セルフケアやSPTを継続して、27年経過した現在も生活歯のままです。根分岐部病変の進行もそれほどみられません。

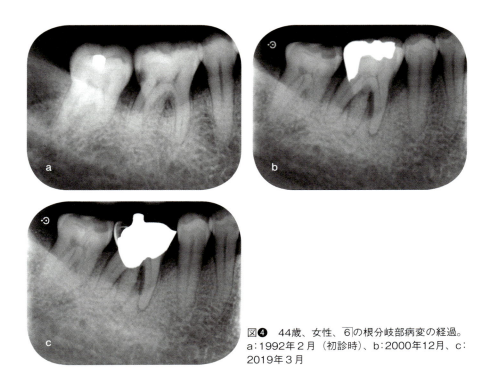

図❹　44歳、女性、6̅の根分岐部病変の経過。a：1992年2月（初診時）、b：2000年12月、c：2019年3月

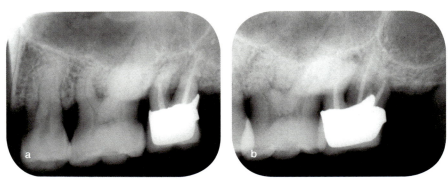

図❺　56歳、男性、7̲の根分岐部病変。a：歯根が重なり、2根に見える。根分岐部病変の状態が正確に把握できない。b：偏心投影法で撮影すると3根あり、根分岐部病変が複雑に進行しているのが読み取れる

2．上顎の根分岐部病変（図5）

　上顎第2大臼歯は、3根64％、2根20％、単根16％、まれに4根といわれています。上顎大臼歯は、デンタルX線写真撮影において歯根が重なって写り、歯根や根分岐部病変の確認が難しいとされています。X線の照射角度を変えると、歯根の数や根分岐部病変を確認できることがあります。

3章　歯周病におけるX線読影のきほん　　87

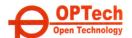

新時代の電子カルテシステム
Opt.one 3

患者さん主体の医療サービスを提供するために

POM Problem Oriented Matrix

一画面で、前回・前々回の症状を速やかに確認できる新しいカルテ画面が登場！
治療前に「治療経過」「治療予定」「申送り・サブカルテ」「主訴・既往歴」を
わかりやすく表示。

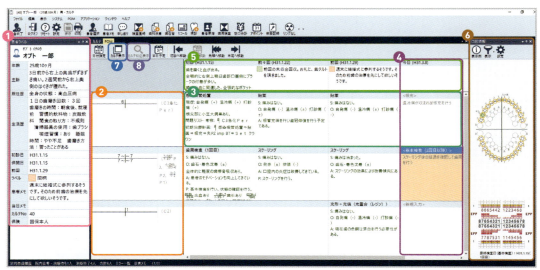

① 患者ラベル　② 問題リスト　③ 経過記録　④ 本日予定　⑤ 衛生士業務記録・患者メモ
⑥ 口腔内情報　⑦ カルテ表示　⑧ カルテ絞込み表示

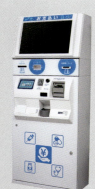

自動精算機 option
診察券をかざせば、患者さんの請求金額が表示され、現金投入で釣銭が排出されます。区分領収証・明細書・次回予約も印刷され、受付業務の軽減が期待できます。クレジットカード決済にも対応しています。

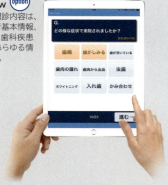

One.Interview option
iPadで入力した問診内容は、リアルタイムに患者基本情報、主訴履歴、カルテ、歯科疾患管理計画書などあらゆる情報に反映されます。

Opt.one3 システム利用概要

73か月以降は、月額利用料で継続してご利用可能です。後継機種が発売されてもソフトの買い替えの必要はありません。診療日数が20日未満の月は、日割り計算の割引サービスがございます。安価で長期に継続してシステムをご利用可能です。

72ヶ月	73ヶ月以降
リース・現金	買い替え不要 常に最新のシステムを ご利用いただけます。 **月額利用料**

※ハードウェアや講習費用が発生費用する場合がございます。
詳しくは担当営業にご相談ください。

株式会社オプテック

[本社]
〒101-0052
東京都千代田区神田小川町2-1
シンコー・ミュージック・プラザ5F
TEL：03-4570-4181
FAX：03-6903-2612

[横浜営業所]
〒222-0033
神奈川県横浜市港北区新横浜3-13-6
新横浜葉山第3ビル204
TEL：045-595-9810
FAX：045-595-9850

[大阪営業所]
〒542-0081
大阪府大阪市中央区南船場3-2-22
おおきに南船場ビル501
TEL：06-6121-6333
FAX：06-6121-6555

[福岡営業所]
〒812-0011
福岡県福岡市博多区博多駅前2-12-9
第六グリーンビル 7F
TEL：092-474-8505
FAX：092-474-8506

🌐 www.opt-net.jp　　✉ info@opt-net.jp

4章 その他のX線読影

4章　その他のX線読影

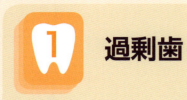

1 過剰歯

塚本佳子[1]　松島良次[2]
東京都・松島歯科医院　1）歯科衛生士　2）歯科医師

　過剰歯とは、通常の歯数よりも多く形成された歯のことです。通常の歯と同様に萌出する過剰歯と、埋伏している過剰歯とがあります。

　過剰歯は、通常の方向に萌出する順生と、通常とは逆を向いた逆生、さらに真横を向いた水平埋伏歯があります。

　過剰歯は無症状であることが多いため、う蝕や永久歯が正しく萌出しないなどでX線写真を撮影したときに、発見されるケースが多いようです。また、過剰歯のX線写真は混合歯列期に撮影されることが多いため、周囲の歯と区別して読み取れる知識が必要です。

　なぜ過剰歯が生えるのか、詳しいことはまだわかっていません。歯の素となる歯胚が過剰に作られたり、歯胚が作られる過程で複数に分裂して多く作られたりなど、諸説あります。

> **Point**
>
> **過剰歯の診査・診断・治療**
>
> 　過剰歯の好発部位は上顎前歯部で、次いで下顎小臼歯部です。形態は円錐状で、矮小歯が多いといわれています。
> 　診査では、デンタルX線写真を撮影し、過剰歯の場所を確認します。また、歯科用CBCT撮影を行い、埋伏過剰歯の正確な位置を把握し、永久歯との位置関係を確認することもあります。
> 　順生の埋伏過剰歯は自然萌出も期待できますが、逆性の埋伏過剰歯はそれを期待できません。デンタルX線写真で診断し、埋伏過剰歯の状態や年齢などを考慮して抜歯時期を検討します。

過剰歯のデンタルX線写真①

乳歯と永久歯を区別して、a～kに各部の名称を書き出しましょう。過剰歯はどの位置にあり、頰舌的な幅はどのくらいかも想像してみましょう。また、その過剰歯は順生、逆生、水平埋伏歯のうち、どれでしょうか？

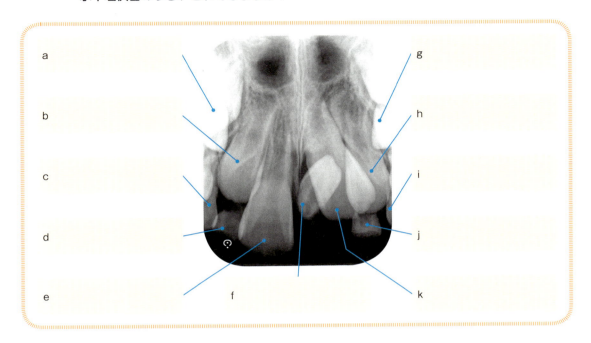

過剰歯のデンタルX線写真②

このX線写真から読み取れる歯と周囲組織の名称（a～f）を書き出してみましょう。また、過剰歯の位置と数、萌出方向を、Q1と比較して考えてみましょう。

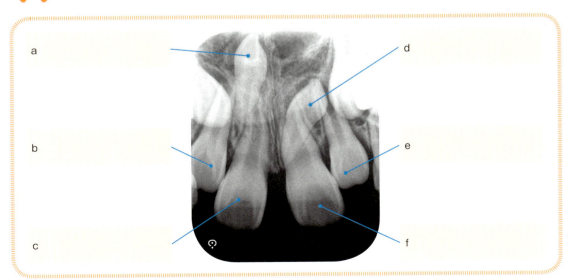

4章 その他のX線読影

Q1 A 本症例の過剰歯は1|1間に存在しており、上顎正中埋伏過剰歯といいます。|1寄りの口蓋側の骨内に埋伏していると考えられ、歯の向きは順生です。|1がなかなか生えてこなかったため、X線写真を撮影したところ、発見されました。

永久歯の萌出時期は個体差があるため、臨床では経過観察することも多いです。しかし、周囲の歯との状況から過剰歯が疑われる場合は、X線写真による診断が非常に重要な手がかりとなります。

過剰歯を放置していると、永久歯列に正中離開や歯列不正などの悪影響を及ぼしたり、咬合異常を来したりなど、審美的にも機能的にも問題が生じることがあります。

本症例でも、埋伏過剰歯が|1の萌出を妨げ、|1は過剰歯を避けるように正中から少し離開しながら、左側に向かって萌出しようとしています。1年後の経過を**図1**に示します。

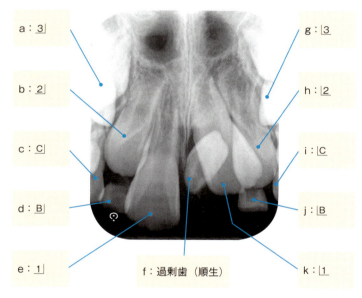

a: 3|　b: 2|　c: C|　d: B|　e: 1|　f: 過剰歯（順生）
g: |3　h: |2　i: |C　j: |B　k: |1

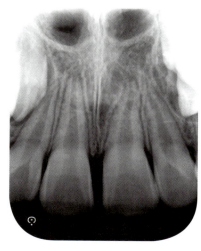

図❶ 順生埋伏過剰歯を抜歯後1年の経過。|1は近心に誘導され萌出し、2|2萌出後も正常な歯列となった

Q2 A

本症例の過剰歯は <u>2 1</u> 間の根尖側に1歯と、<u>1</u> の根尖側に1歯存在しており、双方とも逆生です。逆生の埋伏過剰歯の場合、年数が経つにつれて鼻側に移動したり、近接している永久歯の歯根を吸収したり、含歯性嚢胞（埋伏過剰歯が膿をもつこと）などの原因になることもあります。

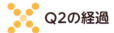

Q2の経過

本症例では、<u>1|1</u> の萌出が遅れるだけではなく、正中より左右側に離開しながら唇側に出っ張るように萌出する可能性があったため、過剰歯を抜歯しました。その後、<u>1|1</u> は正常な位置・方向に誘導されました。異常な正中離開や歯列不正もみられません。

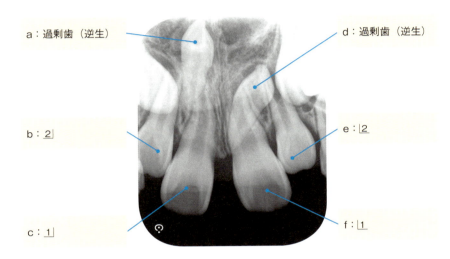

a：過剰歯（逆生）
b：<u>2|</u>
c：<u>1|</u>
d：過剰歯（逆生）
e：<u>|2</u>
f：<u>|1</u>

Point

過剰歯のパノラマX線写真

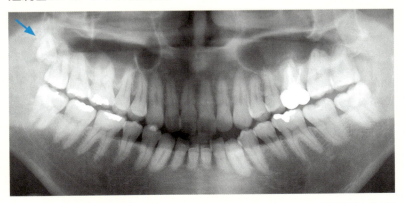

<u>8|</u> の奥に埋伏過剰歯が存在しています（矢印）。デンタルX線写真では撮影困難な部位のため、過剰歯の存在に気がつきにくいですが、パノラマX線写真で確認できました。稀なケースです。

4章　その他のX線読影　93

4章 その他のX線読影

2 歯根膜炎

塚本佳子[1] 松島良次[2]
東京都・松島歯科医院　1）歯科衛生士　2）歯科医師

　歯根膜炎は、歯根と歯槽骨の間にある膜状の軟組織（歯根膜）に起こる炎症です。う蝕から歯髄炎を経て、感染が根尖孔を通じて歯根膜周辺に広がる場合と、歯周ポケットから辺縁の歯肉に沿って広がる場合があります。また、打撲や外傷、過剰な咬合力などの物理的な刺激による、非感染性の炎症もあります。

　炎症が歯根膜のみに留まることは少なく、周囲の歯肉や歯槽骨の炎症を合併して歯周炎となることが多いといわれています。

　X線写真上では、歯根膜腔の拡大を認めることがあります。急性期よりも慢性期にとくにみられますが、必ずみられる所見ではありません。歯根膜腔の拡大を認めても歯根膜炎ではない場合もあるため、急性期や初期段階ではX線写真のみで判別するのは難しく、他の診査と併せて診断する必要があります。

> **Point**
>
> ● 歯根膜炎の症状
> 　急性の場合、歯が浮いたような感じになり、咬合痛や打診痛を訴えるようになります。歯髄炎よりは症状が軽いことが多いものの、持続的です。症状が進行すると、顎の下のリンパ節が腫れたり、頭痛を伴ったりすることもあります。
> 　慢性化した場合、急性期に訴えていた症状は軽減し、無症状に経過することもあります。しかし、感染が広がると、根尖部の歯槽骨が破壊されて嚢胞ができたり、歯肉にサイナストラクトが現れたりします。
> 　また、根尖に嚢胞があると、そこから細菌が血管を通って臓器に運ばれ、リウマチ熱や心臓弁膜症、急性腎炎などの歯性病巣感染を引き起こす可能性もあります。
>
> ● 歯根膜炎の処置方法
> 　根管からの感染が原因である場合は、感染根管処置を行います。咬合力や外傷などの非感染性の原因の場合は、咬合調整や患歯を安静にするなどの処置で、症状は緩和します。

Q1 歯根膜炎を生じたデンタルＸ線写真
歯根膜腔の拡大を認める部位を指し示し、歯周組織にみられる変化とその原因を考えてみましょう。

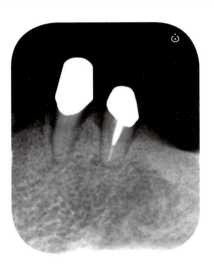

Q2 歯根膜腔の拡大が進行したデンタルＸ線写真
異常だと思われる部位を指し示し、歯周組織にみられる変化とその原因を考えてみましょう。

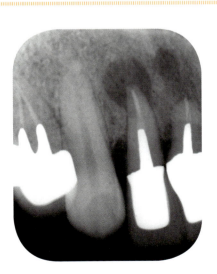

4章 その他のＸ線読影

Q1 A

3̲ 4̲の歯根周囲に歯根膜腔の拡大が認められます。歯槽硬線は歯根の全周において見られません。歯槽骨の大きな吸収はなく、歯周ポケットも正常です。口腔内の所見では、歯肉縁に発赤や歯肉に緩みがみられることもあります。本症例では、3̲は義歯の内冠であり、強い咬合力と揺さぶられる力が過剰に加わったことが原因の、非感染性のものであると考えられます。

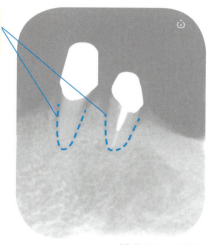
歯根を取り囲むように歯根膜腔が拡大

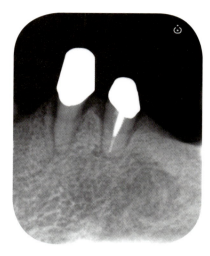
（濃度50％にて掲載）

Q2 A

2̲ 1̲の根尖周囲に大きな球状の歯槽骨吸収が起きています。患歯には根管充填が施され、補綴物が装着されています。感染根管からの細菌感染による歯根膜炎が進行して生じた根尖性歯周炎であると考えられます。

Q2の経過

感染根管処置後10年のデンタルX線写真（図1）では、根尖周囲の歯槽骨吸収像は消失し、歯根膜腔の拡大もみられません。

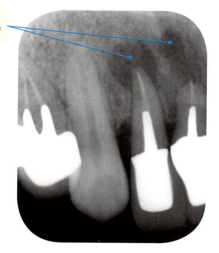
根尖病巣

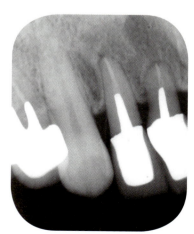
図❶　Q2の経過

総務省技術基準適合品

小型・軽量コンパクトな院内情報伝達ツール

Dr.インカム3

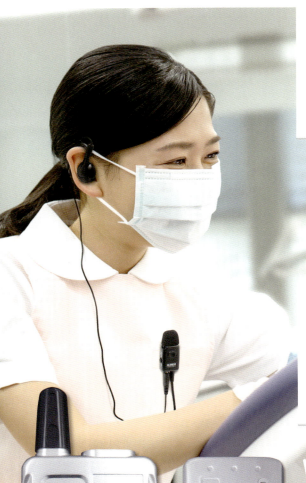

不要な不安やストレスを与えない
患者さんに余計な不安やストレスを与えず、スタッフ間だけで情報伝達ができます。

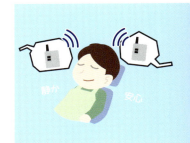

院内連絡のための移動が減少！
連絡のための移動が減り、スマートで落ち着いた業務ができます。電波がよく届くので、個室などでもしっかり通話できます。

スタッフ全員で院内の情報を共有！
複数台同時に通信が可能。スタッフ間で情報を共有し、各チェアで何が行われているか相互で確認できます。

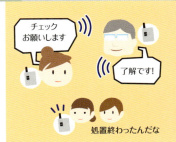

広い通話範囲の
Dr.インカム3

よりコンパクトで扱いやすい
Dr.インカム3 ミニ

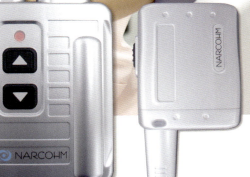

New! strong!

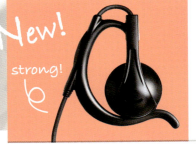

断線強度3倍！NEWイヤホン！！
Dr.インカム3のイヤホンコードは従来のコードよりも断線しにくく、扱いやすくなりました！

実機でお試しいただけます。
貸出機として各2台ずつ貸し出しいたします。
医院に合ったインカムを比較検討しながらお選びいただけます。

詳しくは弊社までお問い合わせください。　ドクターインカム 検索

本製品に関するお問い合わせ先
ナルコーム
〒271-0091 千葉県松戸市本町20-8 松戸本町第二ビル7階
TEL.047-364-7656　FAX.047-364-7657
URL https://www.narcohm.co.jp　mail：info@narcohm.co.jp

NARCOHM

3 セメント質剝離

塚本佳子[1]　松島良次[2]
東京都・松島歯科医院　1）歯科衛生士　2）歯科医師

　セメント質は歯根の表面に存在しています。歯根の形成や歯の萌出に伴って形成される無細胞セメント質と、歯の萌出後に機能的な反応で形成される有細胞セメント質があり、それらの厚さは一生を通じて変化します。

　セメント質の変化は、添加、吸収、肥厚、剝離などですが、X線写真でセメント質を明確に読み取ることは難しいとされています。しかし、周囲組織と比較してよく観察することで、正常な歯根に比べて歯根が肥大・吸収していたり、セメント質が変化していたりする様子が読み取れます。

　セメント質の変化によって、その歯の予後が左右されることもあります。歯科衛生士として、口腔内に現れる所見と症状とX線写真を照らし合わせて、よく読み取ることが大切です。状況を早期に発見して歯科医師に報告することで、診断や治療に繋げていくことができるかもしれません。

Point 1

セメント質剝離の特徴と読み取りポイント

- 突然、限局的な歯周ポケットが生じて、プローブ挿入時に下からの段差を触知できる
- 根尖部で剝離が起きた場合、歯周ポケットは確認しにくい
- 歯周組織の急速な破壊（感染）
- 近遠心的な歯頸部の剝離はX線写真で比較的読み取りやすいが、頰舌的な剝離や複根歯で重なる部位は、読み取りが非常に難しい

Point 2

- **セメント質剝離の好発年齢**
  セメント質の剝離や肥厚は加齢変化の関与があり、60歳以上の高齢者に多いといわれている
- **好発部位と特徴**
  単根歯に多くみられますが、それだけに起こるものではない。上顎前歯部が大多数で、次いで下顎前歯部、小臼歯部に生じやすいといわれている。欠損している部位の支台歯や、歯周病に伴って前歯部に咬合負担が増加した場合などに生じたり、歯が激しい外部の力にさらされたりすると剝離するといわれている。失活歯に多いが、生活歯にも発生する

Q1 前歯部のセメント質剝離
各部の名称を書き出してみましょう。セメント質剝離が起きている部位や、それにより生じた影響について、考えてみましょう。

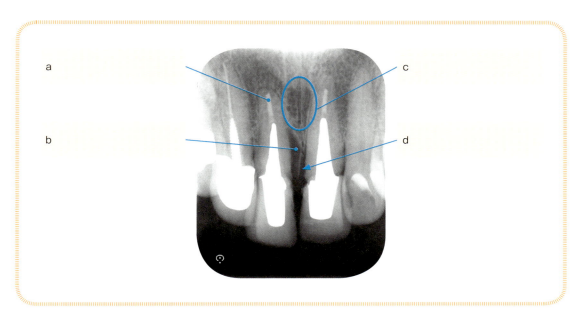

Q2 臼歯部のセメント質剝離
a～eの名称を書き出してみましょう。セメント質剝離が起きている部位や原因、それにより生じた影響について、考えてみましょう。

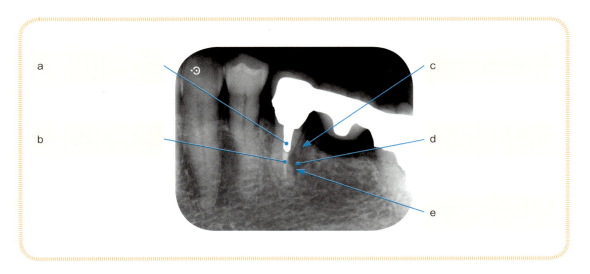

Q1 A 1⏌の近心歯頸部の根面に、セメント質剝離が生じています。剝離片が開いて歯根から離れています。同時に、近心にセメント質剝離による垂直性の骨吸収がみられます。1⏌は根管治療がされていて、根尖付近の根管に根管充塡材が入っています。根管は拡大され、長くて太いメタルコアが挿入されています。1⏌の近心以外の周囲組織には進行した骨吸収などは読み取れません。抜去歯を**図1**に示します。

Q2 A ⏋5の遠心根面の歯頸部に、セメント質剝離が生じています。根面の遠心側に、うっすらと剝離を確認できます。さらに根尖側に進んだ根面には、セメント質の吸収と歯根の外部吸収が起きています。遠心側には、剝離に伴う歯頸部からの垂直性の骨吸収と、歯根が吸収している周囲への骨吸収が拡がっています。また、近心にも垂直性の骨吸収がみられます。

歯を観察すると、根管充塡がされ、メタルコアが装着されています。

⏋6が欠損しており、⏋5 7を支台歯としたブリッジが装着されています。

 Q2の経過

2014年11月のX線写真（**図2a**）では、遠心の歯周組織や根面には大きな吸収などはみられず、近心に垂直性の骨吸収がみられます。こ

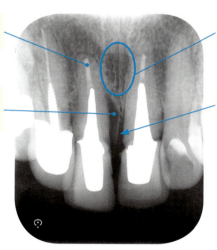

a：根管充塡材
b：セメント質剝離による骨吸収
c：切歯孔
d：セメント質剝離片

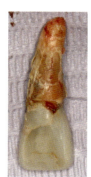

図❶ Q1の1⏌抜去歯。口蓋側のセメント-エナメル境付近から歯根の2/3くらいまでセメント質が剝離し、根面が粗造になっている。X線写真で、歯槽骨の吸収が及んでいる位置と剝離がおおよそ一致している。咬合性外傷が原因と考えられる

のとき、近心の歯周ポケットは頬側寄りに7mmでした。その後、次第に頬側に歯周ポケットが拡がり、2016年2月ごろ、頬側中央歯肉にサイナストラクトが現れました。同時に、歯周ポケットからの排膿も認めました。

X線写真では読み取りが難しいですが、歯根にひびか剥離が生じているのではないかと疑いをもち、咬合負担を調整して、マウスピースの強化、硬い食べものを避けてなるべく安静にすることなどを指導して、経過観察を行いました。

Q2で示した2016年11月のX線写真では、遠心に剥離片が離れて確認できますが、口腔内を観察すると、突然、遠心に7mmの歯周ポケットが生じており、根尖側に向かって根面がガサガサするのを触知できました。その後、セメント質剥離片が頬側の歯周ポケットあたりから浮いて飛び出しているのが確認できました（図4c）。この際、7̄の今後の負担も考えて、5̄の抜歯を勧めました。しかし、患者さんが抜きたくないと希望されたため、感染が少しでも拡がらないように破折片を除去して、メインテナンスで経過観察しています。現在、心配していた7̄の周囲組織と歯根にも徐々に感染の徴候が現れてきています。

このように、セメント質剥離は初期段階ではX線写真で読み取ることが難しく、周囲組織と比較しての変化や、口腔内での観察と合わせて慎重に診断、処置を進めていく必要があります。

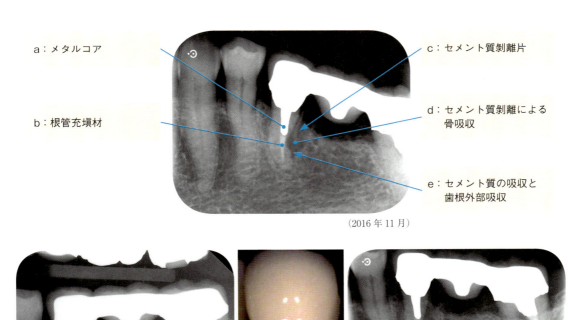

図❷　a：Q2の2年前、2014年11月のX線写真、b：確認できたセメント質剥離片（矢印）、c：2019年3月のX線写真

4 歯根破折

塚本佳子[1]　松島良次[2]
東京都・松島歯科医院　1) 歯科衛生士　2) 歯科医師

　歯根破折は、臨床の場でよく遭遇する症状です（Point 1 参照）。抜歯の2大原因はう蝕と歯周病ですが、最近は歯根破折で歯が失われることが増えているようです。歯根破折の診断にはX線写真の撮影が不可欠で、口腔内の診査と併せることで、たいへん重要な手がかりとなります。

　X線写真では、歯根を取り巻く骨吸収像が観察されるようになります。歯槽骨頂部より垂直・水平的な骨吸収像が認められ、根尖性歯周炎では根尖の先端のみに透過像が現れるので、これらの病状と区別して歯根破折を確実に診断する手がかりとします。処置としては、抜歯が適応になることが多いです。

Point 1

歯根破折の分類および診断と症状

●分類
　歯根破折は、おもに垂直性歯根破折と水平性歯根破折に分類されます。
　垂直性歯根破折では、歯軸に平行に破折線が入り、根管治療が行われた失活歯に多いといわれています。
　一方、水平性歯根破折では、歯軸に直交する破折線が入ります。こちらは急性外傷など、一時的に強い力が加わって起こる場合が多いといわれています。

●診断と症状
　歯根破折をX線写真で診断するのは、初期の段階では困難なことが多いとされています。その理由は、破折を起こしていても亀裂程度だったり、破折線の方向とX線写真の撮影方向が一致しなかったりするためです。したがって、患者さんの症状や、口腔内の所見と合わせて診査する必要があります。しかし、初期の段階では自覚症状や歯周ポケットの形成がないことも多く、軽度の歯肉腫脹がみられる程度でわかりにくい状態です。
　歯根破折が進行すると、特徴的な症状が現れてきます。垂直性歯根破折においては、患歯の歯根周囲の一部に深い歯周ポケットが認められるようになり、歯肉の腫脹が著明になったり、サイナストラクトが現れたりします。患者さんは、患歯が浮くような感じや、咬合痛を訴えるようになることもあります。

歯根破折のデンタルX線写真

以下のデンタルX線写真から読み取れる歯や歯周組織、症状などを観察して書き出しましょう。また、過去に受けた治療や破折の原因を推測し、失活歯と生活歯の違いも考えてみましょう。

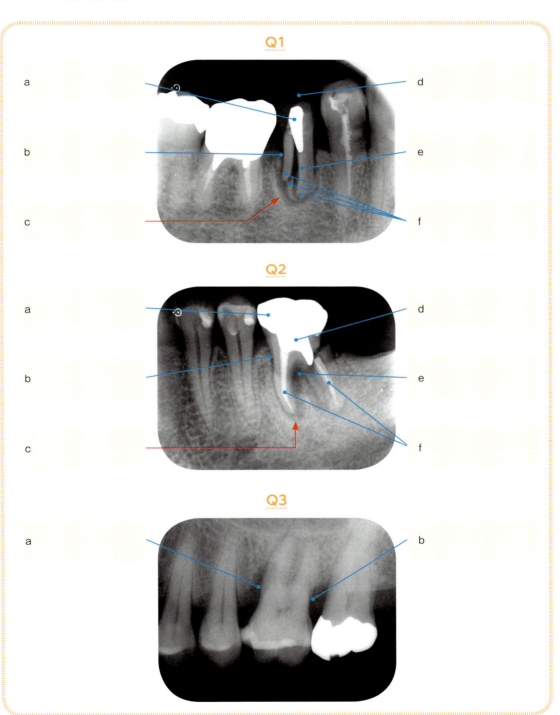

Q1 A 垂直性歯根破折を起こしている5]は、過去の治療で根管充塡が施されており、失活しています。歯は削合されており、薄くなった歯質を補うために金属の支台（メタルコア）が歯根部中央まで入り、その上に補綴物が装着されています。

歯根は縦に割れ、根尖付近でもさらに折れています。歯槽骨頂から歯根に沿って歯根膜腔の拡大と、根尖を取り囲むように骨吸収像がみられ、根尖の肥大と癒着も認められます。

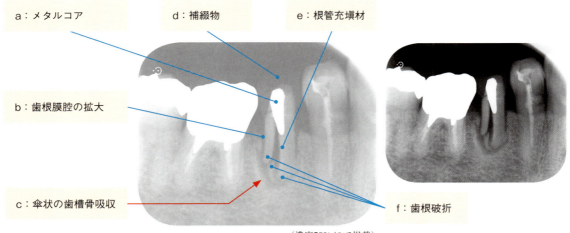

a：メタルコア
b：歯根膜腔の拡大
c：傘状の歯槽骨吸収
d：補綴物
e：根管充塡材
f：歯根破折

（濃度50％にて掲載）

Q2 A [6の水平性歯根破折によって水平的な骨吸収を起こし、Q1と同様に根管治療が行われた失活歯です。根管が拡大され、幅広く充塡されています。メタルコアが遠心根まで挿入され、支台の基底部付近から横（水平的）に割れています。近心根の周囲から根分岐部にかけても骨吸収がみられることから、近心根にも破折の疑いがあります。

原因として、継続的な力の負担に加え、急激な力を受けた可能性も考えられます。

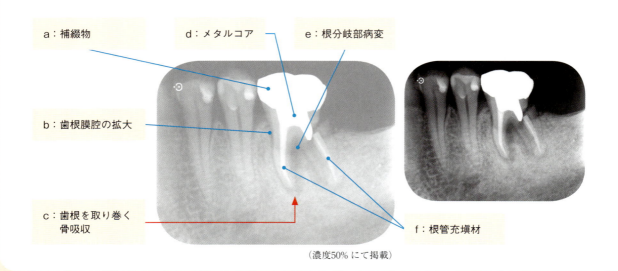

a：補綴物
b：歯根膜腔の拡大
c：歯根を取り巻く骨吸収
d：メタルコア
e：根分岐部病変
f：根管充塡材

（濃度50％にて掲載）

Q3 A 生活歯である6の垂直性歯冠歯根破折です。破折が歯冠から歯髄を経て歯根にまで及んでいます（**図1**）。しかし、デンタルX線写真ではその状態を読み取ることが困難です。

近心根の周囲には垂直的な歯槽骨の吸収が、遠心根の周囲には歯根膜腔の拡大がみられます。

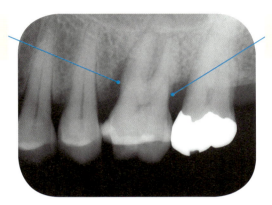

a：垂直的な歯槽骨の吸収
b：歯根膜腔の拡大

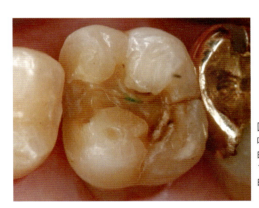

図❶　Q3の症例の口腔内写真。咬合面からみると破折線が頰舌的に遠心隣接面から近心近くまで及んでいるのがわかる。頰舌的な破折は、X線写真では読み取りにくい

Point 2

歯根破折の原因

おもに次の3つが挙げられます。
1. 咬合時に歯根の特定の部位に過大な力が集中的に加わる
2. 不意に（うっかり）硬いものを嚙む
3. 就寝時の歯ぎしりや食いしばりにより、持続的な力が加わる

根管治療で歯髄を失って歯質が弱体化し、その補強のために支台築造および補綴治療が施されている歯は、歯根破折が起こりやすいようです。

歯科衛生士が歯根破折の知識を身につけ、原因や臨床的な特徴を理解することで、歯根破折を早期に発見する手がかりが得られ、重症化を防げる可能性があります。また、生活習慣のアドバイスを行うことで、歯の保存に貢献できます。

4章 その他のX線読影

5 インプラント

塚本佳子[1]　松島良次[2]

東京都・松島歯科医院　1）歯科衛生士　2）歯科医師

　歯の欠損に対する歯科治療の選択肢の一つに、インプラント治療があります。義歯装着の違和感や、ブリッジにおける隣在歯の健全歯質を切削する必要がないなどの利点があり、広く行われています。臨床においても、天然歯とインプラントが混在している口腔を治療・管理する機会が増えていると思います。

　インプラント治療により、長期にわたり良好な経過を辿ることも多いですが、インプラント周囲のトラブルに遭遇することもあります。さまざまな状況にある口腔内を管理するうえでは、インプラントの構造や形態を知り、良好な状態を維持できるように患者さんとともにケアしていくことが大切です。そのためには、埋入されているインプラントの状態を、口腔内写真やX線写真でよく観察し、把握することが必要です。

　臨床で遭遇するインプラントのトラブルの多くは、インプラント周囲疾患などの「感染によるもの」と、咬合などの「力によるもの」です。インプラントと天然歯の維持機構の違い（図1）を理解し、どのようにしてトラブルが起こるかを考えてみましょう。

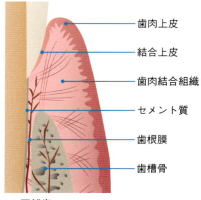
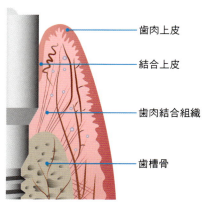

a：天然歯　　　　　　　　　　　　　　　　　　b：インプラント

図❶　インプラントと天然歯の維持構造の違い。a：天然歯は、歯周組織（歯肉、セメント質、歯根膜、歯槽骨）で維持されている。b：インプラントはオッセオインテグレーション（歯槽骨とインプラントが直接接合している状態）で維持されている（図は柏井伸子，山口千緒里，入江悦子：書き込み式 歯科衛生士のためのインプラントのきほん．DHstyle 増刊号，12（14）：30，2018より引用改変）

Q1　インプラント治療後、経過良好な症例
インプラントと周囲組織の状態をよく観察して、a～cの名称を書き出してみましょう。

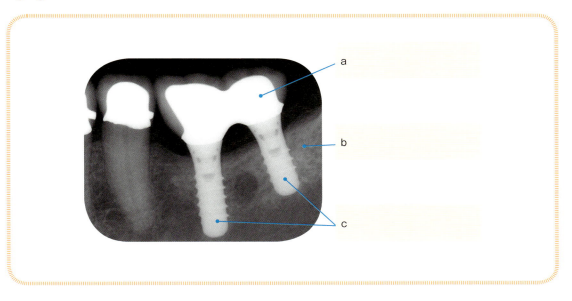

Q2　インプラント治療後、トラブルが起きた症例
Q1のX線写真と比較して、インプラント周囲組織にどのようなことが起きているかを観察し、書き出してみましょう。

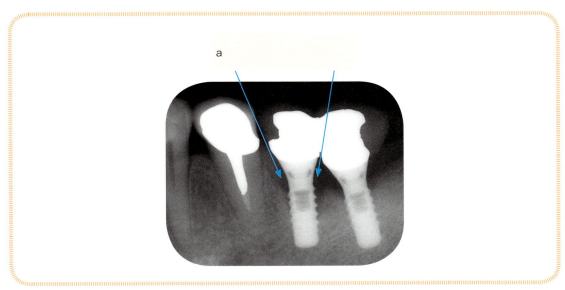

4章　その他のX線読影

Q1 A

「6 7欠損部にインプラントが2本埋入されています。インプラント体にアバットメントが装着され、その上に上部構造と呼ばれる補綴物が装着されています。インプラントと歯槽骨の間に隙間はみられず、双方が密に結合している様子が読み取れます。

歯槽骨頂ラインは平行で、インプラント周囲に骨吸収はみられず、良好に経過しています。

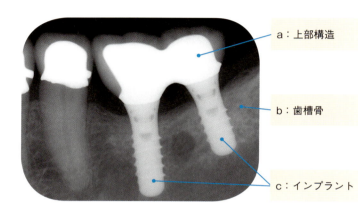

- a：上部構造
- b：歯槽骨
- c：インプラント

Q2 A

「6 7部のインプラント周囲に骨吸収が認められます。「7の歯槽骨骨頂部からの骨吸収はわずかで、インプラント周囲炎の初期段階と予測されます。とくに「6部は、近遠心周囲の骨吸収が垂直的に及んでいることが読み取れます。

Q2の経過

「7部周囲の骨吸収はそれほどの進行はみられませんが、「6部周囲の骨吸収はインプラント体を囲んでお椀状に進行しており、インプラント体底部にまで及んでいることが読み取れます（図2）。

a：垂直性骨吸収

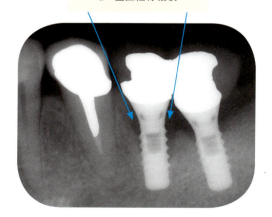
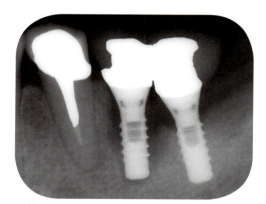

図❷　Q2の経過。歯槽骨が"お椀状"に吸収している

Further steps

インプラント周囲疾患の原因と段階

インプラント周囲疾患は、インプラントの周囲組織に起こる炎症です。天然歯に起こる歯周病と同じ細菌感染症で、原因となる病原菌も類似しているといわれています。上部構造とインプラントの接合部に溜まったプラークなどが原因で、歯肉や粘膜に炎症が起こるインプラント周囲粘膜炎の段階と、炎症が歯肉粘膜から歯槽骨の破壊まで広がったインプラント周囲炎の段階があります。

炎症の段階において、歯肉炎や歯周病と同じように、歯肉の腫れや出血、歯周ポケットの形成、インプラント埋入部からの排膿などが認められるようになります。重度に進行すると歯槽骨の吸収が起こり、インプラント接合部付近の歯肉が退縮したり、インプラント体が動揺したりするようになります。炎症が粘膜にとどまっているインプラント周囲粘膜炎の段階では治療によって改善できることもありますが、歯槽骨の吸収にまで及んでしまうインプラント周囲炎は進行を止めることが難しいといわれています。

また、天然歯とインプラントの周囲組織の構造には違いがあります。そのため、インプラントは天然歯に比べて、ひとたび周囲組織に炎症が起こると進行が速く、重症化しやすいようです。そして、歯周病や糖尿病、貧血、喫煙などの全身的な要因により、インプラントはトラブルを引き起こすこともあるといわれています。

インプラント周囲疾患への対応

インプラント周囲組織に感染が起こったときは、歯肉の炎症や歯周ポケットの形成の有無をよく診査し、X線写真を撮影して歯槽骨の吸収状態を把握することが大切です。

インプラントは天然歯と異なる形態であるため、セルフケアに工夫が必要であり、併せてプロフェッショナルケアの継続が予防に繋がると患者さんに理解してもらうことが重要です。

私たち歯科衛生士がメインテナンスをする際は、口腔内全体の清掃状態から、なぜそこに炎症があるのかを、咬合の問題や補綴物の形態、位置関係など、さまざまな角度から観察して、状況をよく把握する必要があります。そして、多種多様な口腔内を管理できるような技術と知識の習得が、今後ますます歯科衛生士に求められます。

> **Point**
> - 天然歯とインプラントでは、周囲組織の構造に大きな違いがあります。インプラント周囲疾患は、天然歯の歯周病と比較して考える必要があります。
> - インプラント周囲炎の初期段階では、歯槽骨骨頂部にわずかに垂直性の骨吸収が認められるようになります。歯肉に炎症がみられることもあり、細部まで観察することが大切です。

4章　その他のX線読影

6 咬合異常・ブラキシズム

村上 充[1]　村上惠子[2]
東京都・村上歯科医院　1）歯科医師　2）歯科衛生士

　咬合異常とは、「顎、顔面、歯周組織などが遺伝的もしくは環境的原因により、その発育・形態・機能に異常を来し、咬合が正常でなくなった状態」、または「上下顎の解剖学的対向関係、顎関節の構造と下顎の生理学的運動メカニズムに基づいて生じる歯と歯あるいは、人工歯、または歯列相互間の、静的、動的な咬合面あるいは切縁部の位置関係の異常」と定義されています[1,2]。

　臨床的に認められる「咬合接触の異常」は、閉口時に上下の歯で1歯ないし数歯のみが早期に接触する「早期接触（図1）」、下顎の基本運動や機能運動の際にその動きを妨げる「咬頭干渉」、対合する歯との咬合接触が1点もない「無接触」に分類されます[3]。

　ブラキシズムは、咀嚼、嚥下、発音といった機能的な動きと無関係に、咀嚼筋が異常に緊張している状態です。そのうち、上下の歯を無意識にこすり合わせる「グライディング」、食いしばる「クレンチング」、カチカチと咬み合わせる「タッピング」、日中の嚙みしめ、上下歯列接触癖（TCH：Tooth Contacting Habit）などが挙げられます。これらは、前述の機能的な動き以外、つまり非機能的に歯や歯周組織、あるいは顎関節に力の負担をかけています。

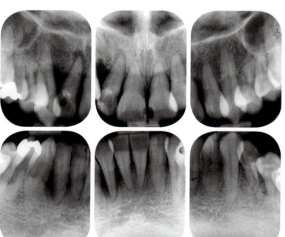
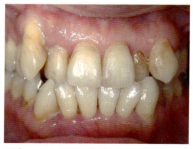

図❶　2̄と3̄2̄は切端咬合で早期接触を起こしており、嚙むたびにフレミタス（歯の病的な動揺）が生じている。デンタルX線写真では、高度な垂直性骨欠損と歯根膜腔の拡大が認められる。また、2̄は反対咬合で、垂直性骨欠損および歯根膜腔の拡大がみられる

Q1 咬合異常のデンタルX線写真

不透過像がみられる場所を丸で囲みましょう。また、不透過像が何かも考えて書き出しましょう。

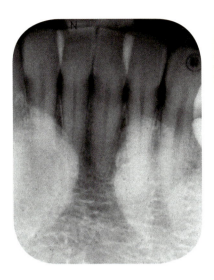

【不透過像は何？】

_____

Q2 力の負担が大きい場所は？

力の負担が大きいと思われる部位を丸で囲みましょう。そして、どのような変化がみられるか、その原因も考えて書き出してみましょう。

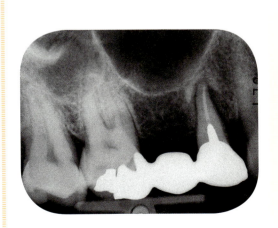

【変化とその原因】

_____
_____
_____
_____
_____
_____
_____

Q1 A

下顎の舌側に骨隆起があり、不透過像として写っています。同じような不透過像は、小さいものからよく見られますが、患者さんによっては「歯肉が腫れた」、「できものがある」などと訴えることもあります。

骨隆起は、歯槽骨の表面から外側に張り出したように増殖した骨の膨らみです（**図2**）。本症例の患者さんは、「若いときはこんなこぶはなかった」とおっしゃったように、生まれたときからあったものではなく、骨に起きた変化です。

Q1の経過

初診時からクレンチング傾向があることを指摘し、悪化しないように指導していましたが、食事中も食材によっては張り出した骨隆起に怪我を負うとのことで、本人の希望で外科的除去手術を行いました（**図3**）。

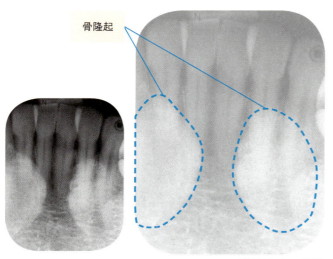

（濃度50％にて掲載）

> **Point**
>
> **骨隆起の原因と対応**
>
> 骨隆起が起こる原因はまだ確定していませんが、臨床的には遺伝やブラキシズムなどのパラファンクションとの関係が指摘されています。義歯を装着している患者さんには、骨瘤の増大により義歯性の褥瘡が生じることがあると、あらかじめ伝えておくとよいでしょう。

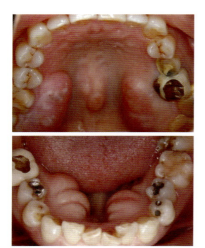

図❷　Q1の口腔内写真

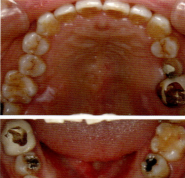
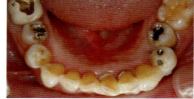
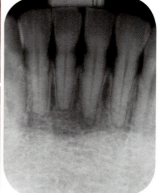

図❸　骨隆起の外科的除去後3ヵ月の口腔内写真およびデンタルX線写真

Q2 A　⑥5④のブリッジ支台歯の歯根膜腔が拡大しています。対合歯のデンタルX線写真（図4）をみると、やはり6|の歯根膜腔も拡大しているのが確認できます。

一方、7|の歯根膜腔には拡大がみられません。よく見ると、少し歯が挺出しているのに気がつきませんか？　この7|は、対合歯が欠損しているため、咬合の負担がない状況です。加えて、この患者さんは当時製作した反対側の局部義歯を受け入れられず、装着してないため、右側の偏咀嚼になっていました（図5）。歯根膜腔の拡大の理由を説明し、「調子がよい右側の負担が大きく、歯が悲鳴をあげている」と、義歯の装着を促しました。

●

咬合異常やブラキシズムは、歯科衛生士にとってあまり関係のない領域と考えられがちです。しかし、メインテナンスで患者さんの口腔を長期にわたって見守るなかで、歯の動揺や歯冠破折、歯根破折など、歯の喪失に繋がる要因である咬合の病的変化や、過剰な力がかかっている状況などを早期に発見して歯科医師に報告することは、歯科衛生士の重要な役割です。そのような視点からも、口腔内とX線写真をしっかりと見ていきましょう。

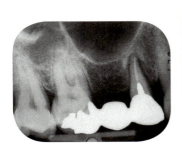
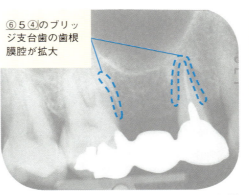

（濃度50％にて掲載）

【変化とその原因】
- 7|の欠損のため6|までの咬合となっており、負担が大きい
- そのうえ、|67のパーシャルデンチャーを使用していなかったため、より負担が増加したものと考えられる

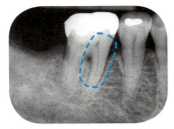

図❹　Q2の対合歯のデンタルX線写真。対合である6|にも歯根膜腔の拡大が確認できる

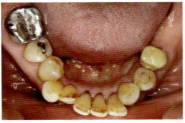

図❺　Q2の口腔内写真。|67が欠損しているため、ほとんど右側で嚙んでいる状態

【参考文献】
1）歯科医学大辞典編集委員会（編）：歯科医学大事典．医歯薬出版，東京，1995．
2）日本補綴歯科学会（編）：歯科補綴学専門用語集．医歯薬出版，東京，2001．
3）牛島　隆，森本達也，熊谷真一，市川哲雄：知っておきたい「力」のこと　気づく・伝える・守る．デンタルハイジーン別冊，2010．

4章　その他のX線読影

7 パーフォレーション・器具破折

塚本佳子[1]　松島良次[2]

東京都・松島歯科医院　1）歯科衛生士　2）歯科医師

　パーフォレーション（穿孔）は、根管とは異なる部分の歯根や歯周組織に穴が開いている状態で、髄床底や根管壁に生じることが多いといわれています（図1）。内部吸収やう蝕によって自然に生じることもありますが、多くの場合、根管処置において人工的に穿孔させてしまうことが原因とされています。

　歯頸部1/3に生じたパーフォレーションは、歯周ポケットと交通することで予後が悪くなるといわれています。一方、根尖部1/3に生じたパーフォレーションは、外科的治療が可能な場合は予後がよいとされています。

　根管内における器具破折は、根管処置中に誤った操作を行った場合のほか、器具の疲労や構造の欠陥によって起こることもあります。破折した器具を放置し、その先にある感染物質を除去できずにいた場合、根尖部に嚢胞ができるなどして予後が悪くなるといわれています。

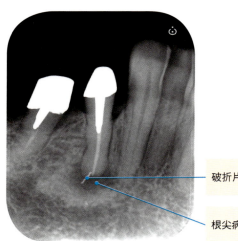

図❶　パーフォレーションの症例。4の根管に根尖孔付近まで根管充填が施されており、その先の根尖孔を突き破って器具の破折片が見える。根尖部が肥大し、それを取り囲むように病巣ができている

Q1 パーフォレーションのデンタルX線写真

└4の根管とその周囲組織の変化を観察して、a～cの名称や状態を書き出してみましょう。

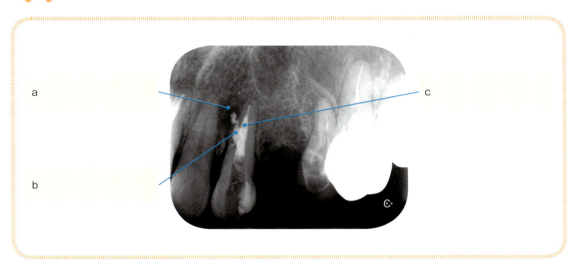

Q2 器具破折のデンタルX線写真

破折した器具（リーマー）の場所とその周囲組織の変化を観察して、a～dの名称や状態を書き出してみましょう。

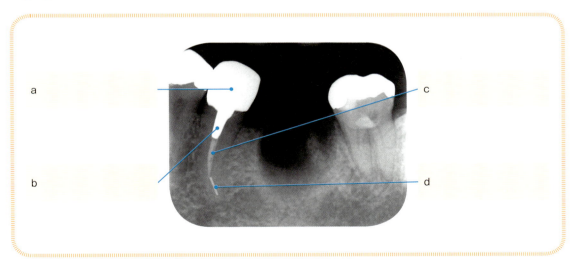

4章　その他のX線読影　115

Q1 A ⌊4̱ の根尖部には、根管充塡が施されています。根管は拡大され、根管1/2あたりの近心の根管壁からパーフォレーションが起きています。歯根の根尖部からパーフォレーション部位にかけて外部吸収が生じていて、その周囲には歯槽骨の吸収も認められます。

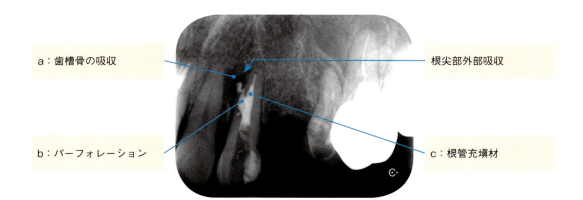

a：歯槽骨の吸収
b：パーフォレーション
根尖部外部吸収
c：根管充塡材

 Q2 A ⌈5̱ の根管には根管充塡が施されており、その先の根尖部に器具（リーマー）の破折片が見えます。破折片は根管内にあり、根尖部やその周囲組織には変化がなく、現在まで経過しています。

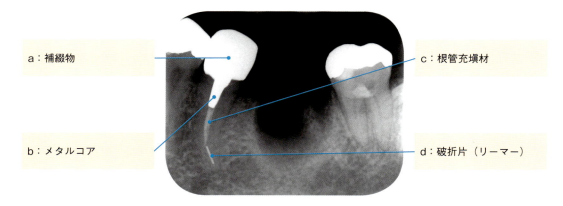

a：補綴物
b：メタルコア
c：根管充塡材
d：破折片（リーマー）

5章 症例

初診時からSPTに至るまでの X線写真の活用

塚本佳子[1]　松島良次[2]
東京都・松島歯科医院　1）歯科衛生士　2）歯科医師

患者さんとかかわる歯科衛生士の役割

　私たち歯科衛生士が患者さんとかかわり、信頼関係を築いていくためには、知らなければならないことがたくさんあります。初診時には、主訴である口腔内の疾患の状態を診査するだけではなく、全身疾患の有無や生活習慣、患者さんの要望や来院の動機、職業や生活環境などを医療面接しながら、なるべく多くの情報を収集することを心がけます（図1）。

　口腔疾患の診査結果と収集した情報をもとに、治療が進められていきます。歯科衛生士は、初診から歯周基本治療、治療中、治療後のメインテナンスやSPTまで、ずっと患者さんに寄り添い続けていきます。患者さんの病状がよくなって安定を保てるように、必要な知識と技術を身につけて、いろいろな視点から観察することが大切です。

X線写真の重要性

　X線写真は、治療開始時からメインテナンスやSPTに至るまで、あらゆる場面において重要な資料の一つであり、たくさんの情報が得られます。口腔内の状態とX線写真を併せて、そのときどきの状況を観察することがとても重要です。パノラマX線写真でもデンタルX線写真でも、二次元の平面として撮影されます。そのため、プロービングデプスや歯肉の状態などと一緒に見ることで、歯や歯周組織の状態を立体的にとらえていくと、細かい変化も発見できるようになると思います。

　また、X線写真は私たち歯科衛生士が治療やメインテナンスに活用するだけではなく、患者さんに自身の状態を認識してもらうためにも、たいへん重要な資料です。患者さんと協力して治療を進めていくためにも、X線写真をしっかり読み取り、説明できるようになりましょう。

- ●歯周組織の診査
  - プロービングデプス
  - プロービング時の出血（BOP）、排膿
  - 動揺度
  - 根分岐部病変
  - 歯肉の状態・性状
- ●診査資料
  - X線写真（パノラマX線写真、デンタルX線写真）
  - 口腔内写真
  - スタディモデルなど

図❶　口腔疾患の状態を把握するために必要な診査

Point

X線写真の読み取りポイント
① 正常な歯と歯周組織の状態を把握する
② 年齢を考慮した歯槽骨の吸収量、高さを把握する
③ 歯槽骨吸収のパターン（水平性骨吸収か垂直性骨吸収か）を理解して、立体的な形態をイメージする

複根歯の歯周治療　〜X線写真の読影が難しかった症例〜

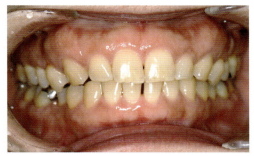

a：口腔内写真正面観

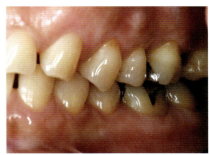

b：口腔内写真左側側方面観

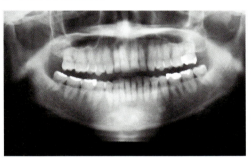

c：パノラマX線写真

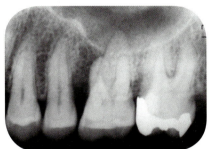

d：左側臼歯部デンタルX線写真

図❷ a：再診時（2008年1月）の口腔内写真正面観、b〜d：初診時の口腔内写真およびX線写真（2003年7月）

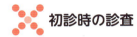 初診時の診査

　患者さんは42歳の主婦で、6|の歯肉が腫れて咬むと痛いという主訴で、2003年7月に来院されました（図2）。歯科の受診は10年ぶりで、いままでメインテナンスなどで通院する習慣がなかったものの、6|周囲の歯肉は数年前から食べものがよく挟まり、繰り返し腫れていたということです。そのため、1日2回、歯間ブラシを使用しながらよく磨くという清掃習慣がついていました。全身疾患や喫煙習慣はありませんでした。

　欠損歯はなく、下顎は8+8まで残存しており、歯冠修復された歯は数本ありますが失活歯はなく、う蝕リスクはそれほど高くないことが

うかがえます。また、歯肉は線維性で口腔内のプラーク量は少ないですが、上下の臼歯部には歯間部に炎症があり、歯頸部に歯肉退縮がみられることから、自己流でややブラシ圧が強めに磨いていたことが予想されます。

　全顎的には、激しくはないものの、前歯部の切端や臼歯部の咬合面にファセット（咬耗）がみられ、下顎臼歯部は沈下傾向にあり、頬舌側に骨隆起もあります。患者さんの自覚はありませんが、クレンチングなどのパラファンクションの習癖がある徴候を認めました。

　口腔内の所見と口腔内写真、パノラマX線写真、デンタルX線写真、プロービングデプス（図3）を照らし合わせて考えると、全顎的な骨吸収量は年齢を考慮すると軽度で、3㎜以内の歯

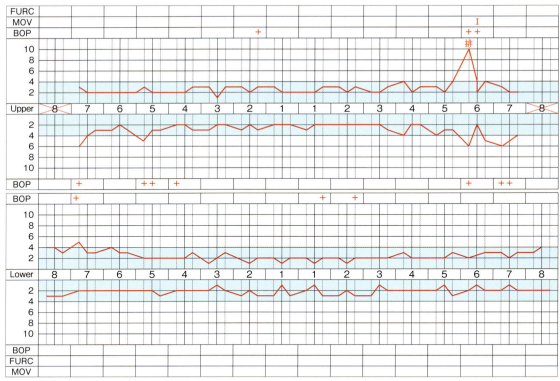

図❸ 初診時（2003年7月）のプロービングチャート

肉溝が多いですが、臼歯部のプラークコントロールが行き届いていないところや、力の関与が疑われる部位においては、出血を伴う4mm以上の歯周ポケットがみられます。とくに、主訴である|6の近心は出血・排膿を伴う10mm、|7の口蓋側に5～6mm、7|5|の口蓋側遠心に5～6mmの歯周ポケットがみられ、X線写真と照らし合わせると、局所的に垂直性の骨吸収が起きていることが予測できます。

なぜ上顎臼歯部で局所的に歯周病が進行したのかを、医療面接や診査、資料などを踏まえて考えました。すると、臼歯部を中心にプラークコントロールが不十分であったことと、とくに|6の近心に食べものがよく挟まるという環境がおもな原因であり、それに咬合性外傷が加わったのではないかと推測されました。

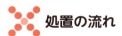
処置の流れ

歯周基本治療と|6の咬合調整、不適合な修復補綴物の除去を行い、2003年9月の再評価後に|6にFOP（歯肉剥離掻爬術）を行い、|5～7に暫間固定を施しました。その後、|6のプロービングデプスは3mmに改善し、出血・排膿もなくなりました（図4）。

このとき、|7の口蓋側に5mm、7|の口蓋側遠心に6mmの歯周ポケットが残っている状態でしたが、患者さんのプラークコントロールも良好になり、1ヵ月ごとのSPTで経過観察していくことになりました。同時に、マウスピース（ナイトガード）の使用も勧めましたが、患者さんの意向により作製しませんでした。

それからSPTを継続し、2005年5月に

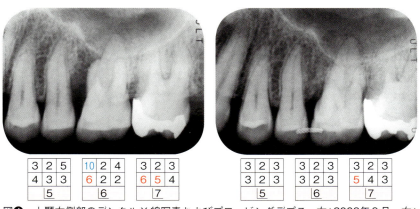

図❹　上顎左側部のデンタルX線写真およびプロービングデプス。左：2003年9月、右：2004年2月。赤字は出血部位、青字は排膿あり

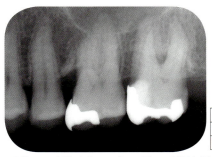

図❺　再来院時（2008年1月）の上顎左側部のデンタルX線写真、プロービングデプス

5〜7の暫間固定を外して、歯周組織が安定した6に歯冠修復処置を行いました。しかし同じころ、7の口蓋側近心の歯周ポケットが5mmから10mmへと悪化し、ときどき腫れるようになりました。当時のデンタルX線写真では近心以外の頬舌的な骨吸収などは読み取りにくく、歯周ポケット内の洗浄と8との干渉を抑えるために、咬合調整を行いました。そしてこれをきっかけに、初診時から継続して勧めてきたマウスピースを、患者さんがやってみようという気持ちになり、使い始めました。

その後2〜3ヵ月の間隔でSPTを継続し、病状は維持されていましたが、約半年間来院が途絶え、再来院された2008年1月に7の咬合痛と7の周囲歯肉に腫脹を認めました（図5）。

事情をうかがったところ、お母様の介護やご子息の体調不良などが重なり忙しく、ストレスが多かったことや、マウスピースも入れたり入れなかったりしていたことがわかりました。

7の処置・経過

再来院時に咬合痛を訴えた7は、口蓋側から近心に出血を伴う5〜10mmの歯周ポケットの進行がみられ、動揺度も1度でした。デンタルX線写真では、6の歯周組織がさらに安定してきていることが確認できましたが、7周囲の状態は撮影部位の環境の影響で、歯根や歯根周囲の骨吸収の状態がよく読み取れませんでした。

咬合調整とSRPでは改善がみられなかったため、2008年6月にFOPを行いました。そのときに7の歯根が頬側と口蓋側にそれぞれ2根、計4根存在していることを発見したのです（図6）。初診時の診査では、X線写真とプロービングデプスを照らし合わせても、近心の歯槽骨の吸収は予測できましたが、歯根の数や位置まではよく読み取れませんでした。また、口蓋の歯肉が厚いため、プローブによる診査が不足していたり、歯周基本治療やSPT時の器具のアプローチが不十分だったのかもしれません。

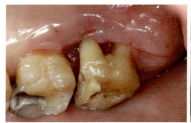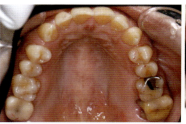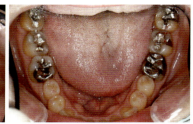

図❻　7および上下顎咬合面観（2008年6月）。FOPを行ったところ、7が4根の複根歯であることがわかった

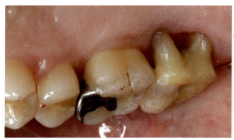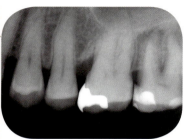

図❼　7の口腔内写真およびデンタルX線写真（2009年3月）。状態は安定していた

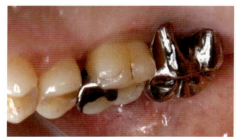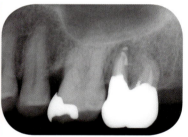

図❽　7の口腔内写真およびデンタルX線写真（2010年9月）

　FOP時は、生活歯ということもあり歯根切除療法は行わず、4根残して暫間固定を行い、経過を観察しました。その後、暫間固定を外して自然挺出を試み、知覚過敏症状もなくプロービングデプスも3㎜以内に落ち着きました（図7）。

　約2年後の2010年4月、7の近心根の周囲に根管由来の感染が起こったため、根管治療を行い、FMC（フルメタルクラウン）を仮着して経過観察しました（図8）。口蓋側2根の根分岐部は骨吸収と歯肉退縮によって露出していますが、根分岐部から頬側までは貫通しておらず、患者さんにはワンタフトブラシで根分岐部を磨いてもらうように指導しました。

　現在、その後9年経過しましたが、7は根分岐部病変の進行もみられず、プロービングデプスも3㎜以内と病状は安定しています（図9）。また、6は早期に歯周外科処置を行ってから約16年経過していますが、近心の歯槽硬線もより明瞭になり、良好な状態を保っています。

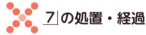

7の処置・経過

　2008年1月の再来院時に、7の周囲歯肉もときどき腫れるという症状が現れていました。それ以前のSPT期間中にも腫れていたことが

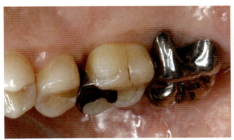
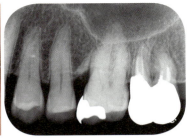

図❾ 7̲の口腔内写真およびデンタルX線写真（2019年3月）

10	3	2
10	9	3
	7	

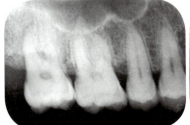
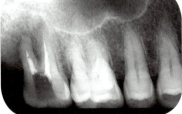
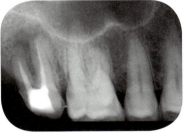

a：2004年7月　　　　　　　b：2008年9月　　　　　　　c：2010年4月

図❿ a～c 7̲のデンタルX線写真およびプロービングデプス。赤字は出血部位、青字は出血・排膿あり

あり（図10 a）、口蓋側から遠心にかけての歯周ポケットが悪化していました。当時のX線写真では歯根が3根あるのは確認できたものの、根分岐部病変の進行状態は十分に把握できず、咬合調整と歯周ポケット内のアプローチで経過をみていました。

再来院時のX線写真では、口蓋根から遠心根周囲と根分岐部の歯槽骨の吸収がみられ、プロービングデプスも口蓋根遠心に出血と排膿を伴う10mmに進行していました。動揺度は2度であり、咬合調整を行って7̲の術後の安定を待ち、2008年9月にFOPと同時に口蓋根のトライセクション（切除療法）を行いました（図10 b）。その後、TeC（テンポラリークラウン）を装着し、7̲とともに経過観察をしました（図10 c）。

TeCを装着してSPTを継続し、徐々に歯周組織が安定してきたので、4年後の2012年9月にFMCに置き換えました。TeC装着時から口蓋側のトライセクション後のへこみは、ワンタフトブラシを使用して磨いてもらうように指導しました。

その後は動揺もなく、プロービングデプスも3mm以内と安定していましたが、2016年9月ごろより、口蓋根の歯肉に小さなサイナストラクトが現れました。現在もサイナストラクトは出現と消失を繰り返しています。プラークコントロールは良好に保たれていますが、その周囲の歯肉は少し緩みやすく、口蓋根中央のへこみのあたりの歯周ポケットは4mmになることもあります。

症例を振り返って

現在、3～4ヵ月ごとにSPTを継続し、プラークコントロールは良好です（図11、12）。

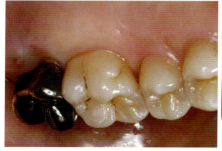
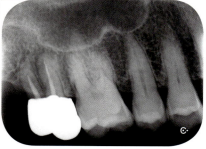

	3	2	2
	3	3	3
7			

図⓫　7⏌の現在の口腔内写真およびデンタルX線写真およびプロービングデプス（2019年3月）

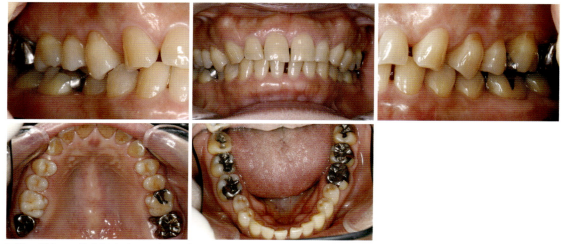

図⓬　現在の口腔内写真（2019年3月）。頬側と舌側の骨隆起がさらに大きくなっているのがわかる

患者さんは7|7に対しても、ワンタフトブラシや歯間ブラシを器用に使いこなして磨いています。最近はようやく食いしばりをしていることを自覚し、マウスピースの着用を忘れて寝たり、昼間に食いしばったりすると、7⏌に違和感などの症状が出るため、食生活でも臼歯部であまり硬いものを嚙むのは避けるなど、咬合の負担を軽減する意識をもって生活している様子がうかがえます。

　初診時からの経過を振り返ると、早期に病状を正確に把握できた⏌6は適切な処置と対応ができ、良好な状態に導くことができたと思います。

7|7については、デンタルX線写真などの資料からも読み取りが難しく、口腔内の診査もやりにくいため、早い段階での病状の把握が不足していたのかもしれません。セルフケアが困難な部位であることや、力の問題が関与していることを踏まえて、原因を考えながら総合的に診査することが必要だと考えさせられました。

　これから経過をみていくうえでも、資料や診査をもとに、「変化」とその「原因」に早く気づき、患者さんの生活環境や全身状態の変化にも目を向けて、そのときどきの適切な対応ができるようになることが大切だと思います。

重度歯周炎への対応　～寄り添うSPTの重要性を学んだ症例～

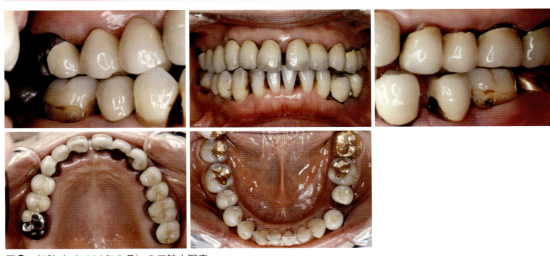

図⓭　初診時（1996年8月）の口腔内写真

初診時の診査

　患者さんは55歳の主婦で、6|6 の詰め物が取れてしみる、左下にグラグラする歯があって気になるが、痛みはないという主訴で、1996年8月に来院しました。

　4～5年前に他院で全顎的治療を終えた後のメインテナンスは行っておらず、それ以来歯科には通っていませんでした。過去に多くの歯科治療を重ねてきたことがうかがえますが、歯科は痛くて怖いというイメージが消えず、痛みが出なければなるべく行きたくないと思っていたとのことでした。今回の主訴である 6|6 歯頸部のCR脱離も、1年以上放置後にやっと来院された状態でした。また、第2の主訴である |5 は動揺度3で、根尖周囲まで及ぶ骨吸収と排膿があり、残すのが不可能なほど歯周病が進行していました。

　口腔内写真（図13）から、歯肉は線維性のために表面の炎症状態はわかりにくいですが、年齢の割に骨吸収量が多く、歯根露出や歯間空隙が大きくなっています。また、咬合平面の乱れや、1|1 間、|3 4 間、|4 5 間に離開と歯の移動がみられます。アングルの分類はⅠ級ですが、歯周病の進行によって咬合状態が不安定になっていることがうかがえます。全顎的にファセットは少なく、骨隆起もないことから、咬合力はそれほど強くないことが予想されます。

　なるべく歯科にかかりたくないという思いからか、目に見えるプラークは少なく、歯間ブラシも自己流で使用し続けており、プラークコントロールに対する意識は高いようでした。

　デンタルX線写真10枚法（図14）から、全顎的に水平性骨吸収が進行しており、もともと歯根が短めなことも加わり、歯槽骨の吸収が歯根長の2/3以上ある歯がほとんどでした。プロービングチャート（図15）からも、2|2 を除いて4mm以上の深い歯周ポケットがほとんどで、局所的な垂直性の骨吸収や、大臼歯部における根分岐部病変が疑われる値となっています。

　7 4| は欠損しており、原因は2歯とも40代にう蝕と歯周病によるものということでした。

5章　症例　125

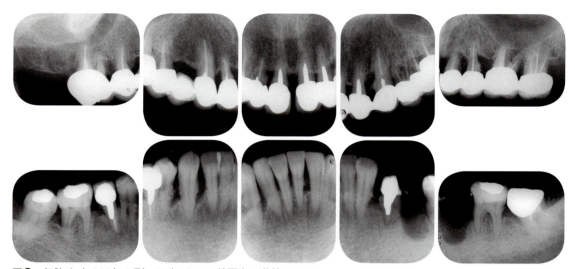

図⓮ 初診時（1996年8月）のデンタルX線写真10枚法

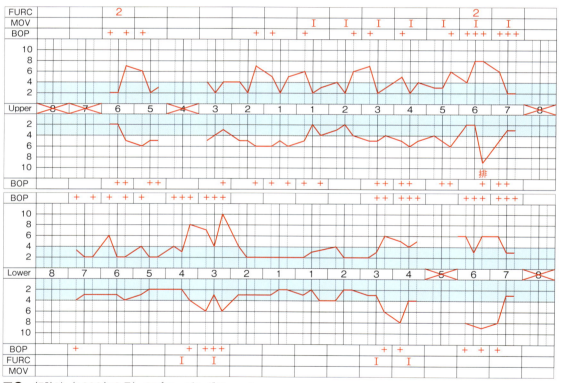

図⓯ 初診時（1996年8月）のプロービングチャート

　上顎の残存歯はすべてに処置が施されており、失活歯でした。装着されている補綴物は不適合が多く、歯根面に多量の歯石沈着が認められました。

　治療方針として、すべての不適合修復補綴物を除去し、義歯にしたほうがよいと患者さんに提案しました。しかし、患者さんがとくに審美的な面で義歯になることを拒んだため、除去せ

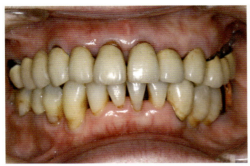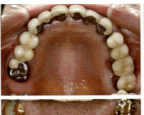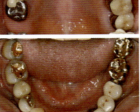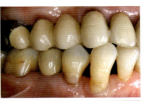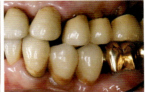

図⓰　初診から約9年後（2005年3月）の口腔内写真

ずにこのまま歯周基本治療を開始しました。

処置

歯周基本治療と同時に、第2の主訴である⌊5̲を抜歯し、歯周基本治療後に4̲ 6 7̲にFOPを行いました。しかし、4̲の予後が悪く、2ヵ月後に抜歯となり、その後歯周組織の安定を待って3̲ 6̲支台歯のブリッジ、7̲にFMCの補綴処置を行いました。他の部位は歯周基本治療のみで、上顎を中心に深い歯周ポケットが残存しましたが、プラークコントロールは安定しており、初診から約1年後の1997年7月より1ヵ月ごとの短い期間でのSPTへ移行しました。

経過（2005年）

2001年2月にマウスピースを作製し、咬合負担の軽減と現状維持のために装着してもらいました。

図16は、SPTを継続し、初診から約9年後（2005年3月）の状態です。毎月の来院は1度も欠かすことがなく、患者さんの変化を確認しながら深い歯周ポケット内のケアを中心に行いました。

セルフケアは熱心で、歯肉は引き締まり、歯肉縁上のプラークコントロールは良好に保たれていました。1|1の歯間離開は、自然な歯の移動によって閉鎖してきていました。一見、安定してきているように見えますが、X線写真（図17）とプロービングチャート（図18）から、全顎的な歯周ポケットの再発と、6̲ 2̲|4̲〜7̲周囲の歯槽骨の吸収が進行しているのがわかりました。とくに6̲の遠心根は根尖周囲まで吸収が及んでいると推測できました。

このとき患者さんは64歳で、全身状態は良好であったため、上顎の歯周病の進行と治療の介入について再度お話ししましたが、咬んで痛いなどの自覚症状もなく、「一生懸命磨くのでまだこのままでいたい」と強く希望されました。そのため、左上のブリッジは除去しないまま6̲の遠心根にトライセクションを行い、再び経過観察していくことにしました。

それからも毎月のSPTを継続していましたが、2012年、71歳のときに心筋症と骨粗鬆症を罹患し、さらに2015年に74歳で慢性骨髄性白血病を患い、入院や通院、投薬が必要になり、SPTの期間が少し空くこともありました。

体調をみながら来院されていましたが、このころから左上のブリッジが動揺してよく咬めない、体調が悪いと左右奥歯の周囲の歯肉がたびたび腫れて痛いなどの症状が強くなり、次第に

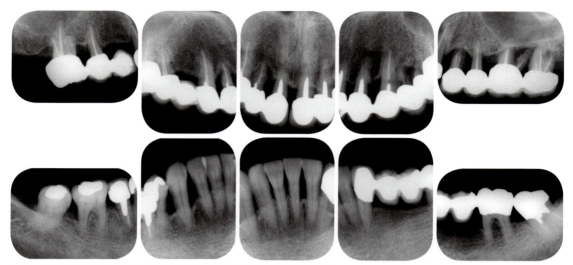

図⓱　初診から約9年後（2005年3月）のデンタルX線写真10枚法

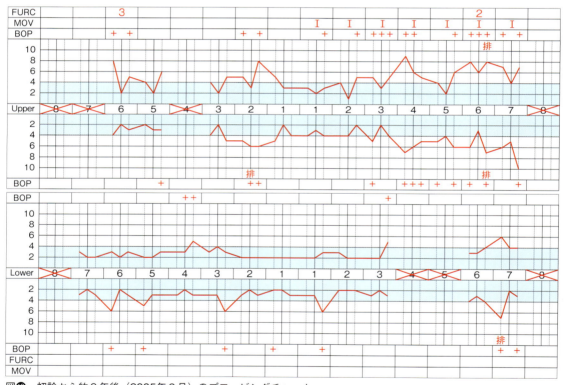

図⓲　初診から約9年後（2005年3月）のプロービングチャート

治療に踏み込む気持ちになっていったようです。

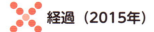 経過（2015年）

図19は、2015年3月、体調不良によって2ヵ月ぶりに来院されたときの口腔内写真およびパノラマX線写真です。左側ではほとんど咬めなくなり、腫れると痛くて歯間ブラシを使用できず、嫌な臭いがすると訴えていました。

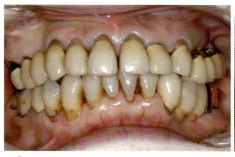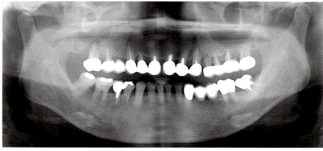

図⓳　体調不良によって2ヵ月ぶりに来院した際の口腔内写真およびパノラマX線写真（2015年3月）

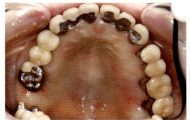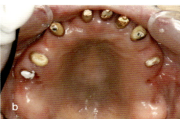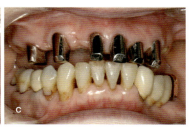

図⓴　a：修復補綴物除去前、b：2|4 6 7 は抜歯、6|はトライセクションを行った、c：上顎の残存歯に内冠を装着

　口腔内写真より、左上のブリッジは挺出し、咬合平面が乱れていることがわかります。一度閉鎖していた1|1の正中離開がフレアアウトによって再び離開してきていました。プラークコントロールは変わらず良好ですが、体調が悪いときなどは丁寧に磨けないようで、心身ともに負担がかかったことも歯周病を悪化させる要因になったのかもしれません。

　パノラマX線写真より、6 2|4～7 は根尖付近まで支持骨がほとんどなくなっているのが読み取れます。上顎のほとんどの歯に動揺があり、とくに左上においては歯周ポケット内のデブライドメント時に出血・排膿が多く、器具で根尖部を触知できるほどになっていました。

　患者さんの全身状態を医科と連携して管理しながら、初診から約19年後の2015年3月に上顎の治療にようやく介入することになりました。患者さんは審美的なことを気にされ、せめて前歯部は義歯にしたくないと要望されました。しかし、今後の全顎的な残存歯の維持・安定を考え、最終的には上顎にコーヌスクローネ義歯を装着する計画を立てて、治療を進めることになりました。2|4～7は抜歯し、6|はトライセクションして近心根のみ残しました（図⓴）。

　上顎残存歯に対して治療と並行して再びSRPを行い、状態の変化を確認しながら、セルフケアの方法を患者さんと一緒に考えて行っていきました。治療介入して約1年後の2016年2月、上顎にコーヌスクローネ義歯の補綴物が装着されました（図㉑）。

　症例を振り返って

　現在は体調も安定し、毎月の来院は欠かさず、プラークコントロールレベルも変わらず良好です（図㉒）。X線写真（図㉓）とプロービングチャート（図㉔）からは、上顎の義歯の支台歯になっている歯・歯周組織においては、5|の周囲に歯根膜の拡大がみられ、口蓋側に5mmの歯周ポ

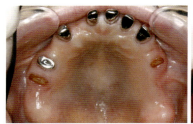 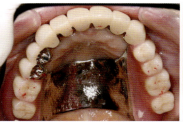 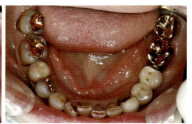

図㉑　上顎にコーヌスクローネ義歯を装着（2016年2月）

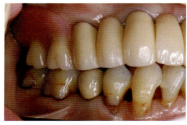 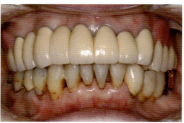 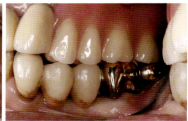

図㉒　直近の口腔内写真（2019年3月）

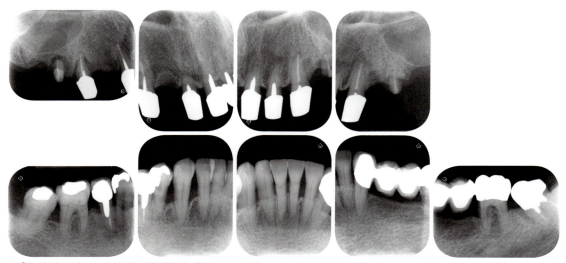

図㉓　直近のデンタルX線写真10枚法（2019年3月）

ケットを認めます。しかし、他の支台歯は歯根が短いものの周囲組織の歯槽硬線が明瞭で、歯周ポケットも3mm以内と安定した状態を保っています。

　下顎においては7̄の近心に垂直性骨欠損に伴う歯周ポケット6mmがいまだに残っていますが、SPT時重点的にケアを行い、病状が悪化しないようにしています。上下顎のバランスを考えると、上顎の残存歯を維持することは必須です。

　患者さんは長い間義歯を拒んでいましたが、いまでは義歯でもきれいで何でもよく咬めることや、残存歯を守ることの重要性をしっかりと理解し、感謝していただけています。初診時から重度歯周炎に罹患し、抜歯対応となるような状態の歯をなんとか19年間守ってこられたのは、当時55歳だった患者さんの審美的要望を

130

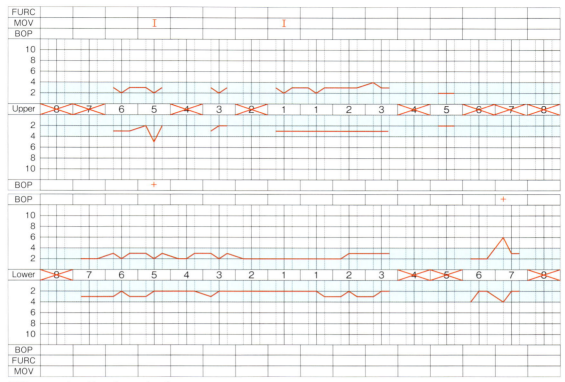

図❷ 2016年4月のプロービングチャート

理解して、状態に合わせたSPTを継続してきたことと、患者さんも状況をよく把握し、できるかぎりのセルフケアを行い、通院し続けた結果だと思います。

今後は、現在77歳になられた患者さんに対し、これから起こり得る体調の変化やセルフケアレベルの低下などを予測し、そのときどきの状態をよく観察して対応することが大切だと思っています。

 まとめ

患者さんの病状を安定させ、心身を健康に導くには、まずは個々の患者さんを知ることが大切です。患者さんの性格や生活環境、過去の経緯といった情報を医療面接や会話から得たり、病状の罹患度や質を診査や資料から読み取って治癒力を把握したりすることで、個々の患者さんへの理解が深まります。

そして、歯科衛生士として何を伝えられるかを考えながら患者さんと接することで、自ずと信頼関係が築かれ、患者さんに合わせた治療へと繋がっていくのではないかと思います。

治療後の状態をなるべく安定させ続けるには、患者さんに継続して通ってもらうことがとても大切です。そのためには、患者さんのいろいろな「変化」に気づくようによく観察していかなければなりません。そのなかで、X線写真で状態の変化を読み取ることはたいへん重要です。

いつでも一人ひとりの患者さんに寄り添い、向き合う姿勢をもち、状況に合わせた対応を心がけることが、かかりつけの歯科衛生士としての大切な役割であり、患者さんを医院全体のチームで支え続けていくことに繋がっていくのだと思います。

X線写真と歯科用CT画像の比較

池田育代
東京都・武田歯科医院　歯科衛生士

　X線写真は、撮影する目的や部位によってその方法が選択されます。歯科領域では、大きく分けて口内法X線撮影（デンタルX線写真）と口外法X線撮影（パノラマX線写真、頭部X線規格写真、歯科用CT画像）があります。

　歯科用CTのみ三次元で撮影でき（**図1**）、その他は二次元の撮影です。そのため、歯科用CTでは二次元の資料では得られなかった奥行きや断層といった情報を読影できます。

　歯科衛生士としてX線写真を読影して得られた情報に、歯科用CT画像から読み取った情報を加えれば、患者さんの口腔内に触れる前から状態を把握できるため、臨床においてたいへん有効です。歯科用CT画像により、とくに複根歯では根分岐部の骨量や歯根の形態および開き具合がわかります。さらに、上顎においては上顎洞の病変まで鮮明に撮影されるため、病態の把握に有効です。

　本項では、従来のX線写真と歯科用CT画像を比較し、従来の資料ではわからなかった情報について、ケースを交えて整理します。

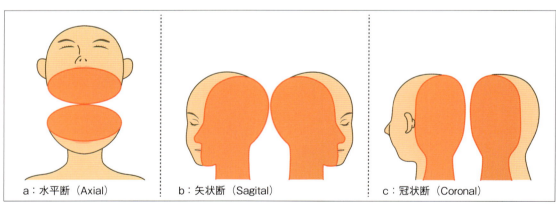

a：水平断（Axial）　　b：矢状断（Sagital）　　c：冠状断（Coronal）

図❶ a〜c　CT撮影時の断面

症例1：根尖病巣

パノラマX線写真（図2）では、6 7の根尖部周囲に透過像を認めるものの7はぼんやりとし、6はほとんど読影できません。また、上顎洞の状態も読影が困難です。

一方、歯科用CT画像（図3）では、7根尖部の透過像が明瞭に確認できます。また、パノラマX線写真ではほとんど読影できなかった6近心根周囲の透過像も観察できます。上顎洞は本来、空洞のため黒く透過像として写りますが、本症例では白くぼやけて不透過像として写っていることから、炎症反応があると推測できます。

さらに、歯科用CT画像で7根尖部を確認すると、透過像が頬側根と口蓋根ともに及んでおり、口蓋根には境界が一部不明瞭な場所も観察できます（図4a）。以上のことから、上顎洞の不透過像は、根尖から拡大した歯性上顎洞炎の可能性が疑われます。

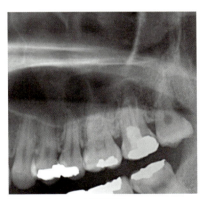

図❷　パノラマX線写真

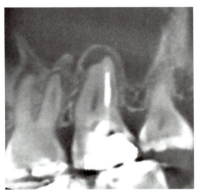

図❸　7の歯科用CT画像（矢状断：Sagital）

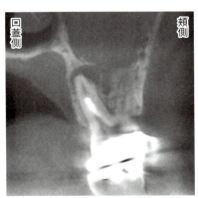

図❹a　7口蓋根の歯科用CT画像（冠状断：Coronal）

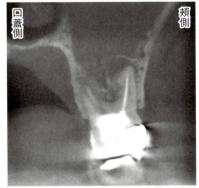

図❹b　7近心頬側根の歯科用CT画像（冠状断：Coronal）

症例2：歯根破折

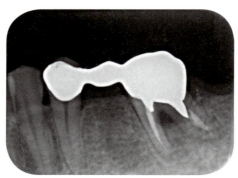

図❺　デンタルX線写真

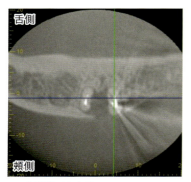

a：水平断（Axial）

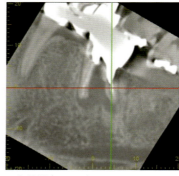

b：矢状断（Sagital）

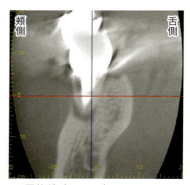

c：冠状断（Coronal）

図❻ a〜c 6̄の歯科用CT画像

　デンタルX線写真（図5）では、6̄の根分岐部から遠心根にかけて透過像を認めます。しかし、歯科用CT画像（図6）では、透過像は近心根尖部周囲にまで及んでいることがわかります。

　水平断画像（図6a）では、頬側の透過像が鮮明に観察できます。これにより、頬側骨がなく、根分岐部が開口していることがわかります。

　また、矢状断画像（図6b）では、歯根破折周辺部が観察されます。デンタルX線写真では、根分岐部病変の程度しか観察できませんが、歯科用CT画像では見たい部分の断面図を選択できるため、骨吸収の範囲や程度、歯根の状態が詳細に確認できます。

　これからは、歯科衛生士も歯科医師とともに歯科用CT画像を観察し、より多くの情報を共有するべきだと考えています。

【謝辞】
　本項の執筆にあたり、資料の提供とご指導を賜りました、武田歯科医院の武田孝之先生と廣瀬理子先生に、感謝申し上げます。

DHstyle 増刊号 Vol.12 No.157
書き込み式 歯科衛生士のための インプラントのきほん

編著 柏井伸子
㈲ハグクリエイション
歯科衛生士
口腔科学修士

著 山口千緒里
東京都 歯科衛生士

入江悦子
埼玉県 歯科衛生士

はじめてでもわかる！　まずはこの1冊から！

インプラント治療はその有用性が広く認められ、欠損補綴の第一選択肢となることも珍しくはない時代になっています。そのインプラントが長く機能するためには、患者によるセルフケアと歯科衛生士によるプロフェッショナルケアによる適切なメインテナンスの継続が不可欠です。本書では、インプラント治療にかかわる基本中の基本を網羅し、初学者はもちろん、知識が曖昧で十分に整理できていない中級者も、そして育てる側のベテラン歯科衛生士や院長も活用できることをコンセプトとしています。

CONTENTS

第❶章 インプラント治療の基礎知識
● インプラント治療の流れ　1回法と2回法　治療計画　適応症とその拡大方法　他

第❷章 インプラント治療の前準備
● 口腔内環境の把握　全身状態の把握（服用薬の有無）　患者説明　他

第❸章 インプラント手術当日の準備と介助
● 手術当日の流れ　手術当日の患者説明　器具・器材などの準備　他

第❹章 インプラントの補綴処置
● 補綴処置の流れ　インプラント上部構造に用いられる材質　他

第❺章 インプラントのメインテナンス
● メインテナンスの流れ　セルフケア　プロフェッショナルケア　他

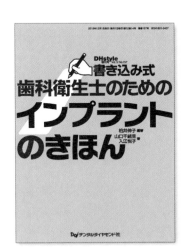

B5判・116頁・オールカラー
本体3,200円＋税

株式会社デンタルダイヤモンド社
〒113-0033　東京都文京区本郷3-2-15新興ビル
TEL 03-6801-5810(代) / FAX 03-6801-5009
URL：https://www.dental-diamond.co.jp/

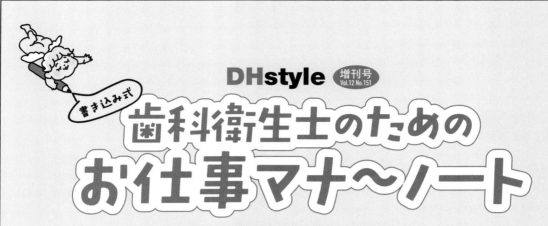

歯科衛生士のための お仕事マナーノート
書き込み式
DHstyle 増刊号 Vol.12 No.151

[著] 杉元信代（株式会社Himmel／歯科衛生士）

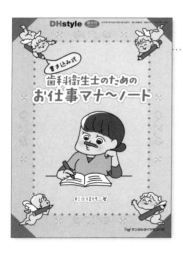

自分だけの便利な"お仕事マニュアル"を作ろう

歯科医院で働く歯科衛生士は、歯科医療従事者であるとともに、社会人でもあります。そのような観点から身につけておくべき"お仕事マナー"はたくさんあります。たとえば、言葉づかいやお休み・遅刻をするときのルール、"ほうれんそう"（報告・連絡・相談）を押さえられていることが、一人前の歯科衛生士・社会人に求められます。本書はそのようなお仕事マナーを自分で書き込むことで、自分だけのマニュアルとしても活用できます。作成の過程で、院長や先輩からアドバイスをもらうと、完成度がぐんと高まります♪（すぐに使える付録つき）

B5判・132頁・オールカラー　定価（本体3,200円＋税）

CONTENTS

1 第1章 社会人としての基本マナー
- 身だしなみ 仕事中編／通勤編／姿勢編
- あいさつ
- 遅刻ルール　　　　　　　　　　他

2 第2章 お仕事の基本マナー
- ほう・れん・そう
- 指示の受け方
- わからないままにしない　　　　他

3 第3章 コミュニケーションの基本マナー
- なかよしが目的ではない
- 院長との意思疎通
- 先輩との意思疎通　　　　　　　他

4 第4章 ステップアップポイント
- ミーティング・朝礼・食事会
- レポート
- 目標を立てる　　　　　　　　　他

5 第5章 お仕事継続のためのセルフマネジメント
- ポジティブとネガティブ
- ストレスとのつき合い方
- ストレス発散　　　　　　　　　他

付録
- 付録1　働いている自院のことがもっとわかるシート
- 付録2　レポートのひな型
- 付録3　自主練目標と振り返りシート
- 付録4　目標カレンダー

株式会社 デンタルダイヤモンド社

〒113-0033　東京都文京区本郷3-2-15新興ビル
TEL 03-6801-5810(代) / FAX 03-6801-5009
URL：https://www.dental-diamond.co.jp/

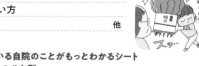

DHstyle増刊号

ドリル式

歯科衛生士 臨床の BASIC of BASIC 52

いまさら聞きにくい！
基本だけをセレクト
4名のDH(CASK)がやさしく解説

【監修】株式会社Tomorrow Link
【編著】濱田智恵子、片山章子、横山朱夏、青木 薫

書いて、隠して、しっかり覚える！赤シート付き！

B5判・132頁・オールカラー
定価（本体3,200円＋税）

最低限の基本だけをセレクト！

昨今、先輩歯科衛生士がいない現場も多く、いても診療で忙しくて後輩の教育に時間を割けずに困っている方が多くいます。そこで、臨床現場で働くうえで、最低限これだけは押さえておきたい、ベーシックかつ実践的な知識を見開きでコンパクトにまとめ、ドリル形式で学べる本書を企画しました。本書は、経験の浅い方でも学べる作りになっており、基本的なことをいまさら聞きにくい方、歯科衛生士の仕事に復帰したいけれど、ブランクがあって不安な方などにもぜひ活用いただきたい1冊です。

CONTENTS

第1章 歯科衛生士の基礎の基礎 濱田智恵子
- 歯科医院はこんなところ
- 楽しく働くための心構え① 社会人としての歯科衛生士
- 楽しく働くための心構え② 身だしなみ・接遇 他

第2章 う蝕予防をきちんと学び直す 青木 薫
- う蝕の成り立ち　う蝕の診査　う蝕の原因は？
- 宿主と歯　う蝕原性細菌　発酵性糖質
- 小児・学齢期のう蝕リスクと対策 他

第3章 歯周病をきちんと学び直す 横山朱夏
- 歯周病って何だろう？　歯周病の分類　ヒアリング
- 歯周組織検査 外せない基本① PCRと動揺度
- 歯周組織検査 外せない基本② プロービング 他

第4章 メインテナンス 片山章子
- メインテナンスの意味とゴール　メインテナンスで行うこと
- 歯周病リスクが高い場合のメインテナンス
- 補綴修復装置が多い口腔のメインテナンス 他

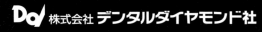
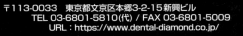

株式会社デンタルダイヤモンド社
〒113-0033　東京都文京区本郷3-2-15新興ビル
TEL 03-6801-5810(代) / FAX 03-6801-5009
URL : https://www.dental-diamond.co.jp/

編集委員略歴

村上 充（むらかみ みつる）

1984年	岩手医科大学歯学部卒業 東京医科歯科大学歯学部補綴学第三講座入局
1986年	八王子市・加藤歯科医院勤務
1990年	日野市にて村上歯科医院開業

日本歯周病学会会員
日本臨床歯周病学会会員
米国歯周病学会会員
日本顎咬合学会会員

村上惠子（むらかみ けいこ）

1986年	Cerritos College（Los Angeles）歯科衛生士科卒業
同年	Henry Takei DDS., Gary Kitazawa DDS. Periodontal Office にフリーランスとして勤務
1989年	横浜市・有楽町歯科医院勤務
1990年〜	日野市・村上歯科医院勤務

日本歯周病学会会員
日本臨床歯周病学会会員
米国歯周病学会会員
日本顎咬合学会会員

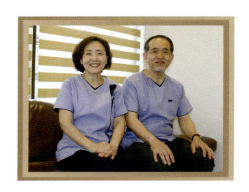

書き込み式 歯科衛生士のためのX線読影のきほん

発行日──2019年7月1日　通巻165号　第1版第1刷
　　　　　2023年12月19日　第1版第2刷
編集委員──村上 充　村上惠子
発 行 人──濱野 優
発 行 所──株式会社デンタルダイヤモンド社
　　　　　〒113-0033
　　　　　東京都文京区本郷2-27-17　ICNビル3階
　　　　　TEL 03-6801-5810（代）　FAX 03-6801-5009
　　　　　https://www.dental-diamond.co.jp
　　　　　振替口座　00160-3-10768
印 刷 所──株式会社エス・ケイ・ジェイ

- 本書の複製権・翻訳権・上映権・譲渡権・公衆送信権（送信可能化権を含む）は㈱デンタルダイヤモンド社が保有します。
- JCOPY 〈(社)出版者著作権管理機構 委託出版物〉
  本誌の無断複写は著作権法上での例外を除き禁じられています。複写される場合は、そのつど事前に(社)出版者著作権管理機構（TEL:03-3513-6969、FAX:03-3513-6979、e-mail:info@jcopy.or.jp）の許諾を得てください。